心理学家写给痴呆患者家属的照护与自救手册

【德】莎拉·施特劳布◎著　秦波◎译

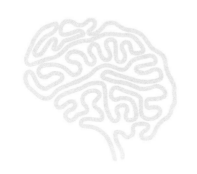

U0242047

中国纺织出版社有限公司

Original title: Wie meine Großmutter ihr Ich verlor: Demenz
by Sarah Straub
© 2021 by Kösel-Verlag
a division of Penguin Random House Verlagsgruppe GmbH,
München, Germany.
著作权合同登记号：图字：01-2023-2648

图书在版编目（CIP）数据

心理学家写给痴呆患者家属的照护与自救手册／
（德）莎拉·施特劳布著；秦波译.--北京：中国纺织
出版社有限公司，2023.10
ISBN 978-7-5229-0422-1

Ⅰ.①心… Ⅱ.①莎… ②秦… Ⅲ.①痴呆—护理—
手册 Ⅳ.①R473.74-62

中国国家版本馆CIP数据核字（2023）第048824号

责任编辑：柳华君 责任校对：高 涵 责任印制：储志伟

中国纺织出版社有限公司出版发行
地址：北京市朝阳区百子湾东里A407号楼 邮政编码：100124
销售电话：010—67004422 传真：010—87155801
http://www.c-textilep.com
中国纺织出版社天猫旗舰店
官方微博 http://weibo.com/2119887771
鸿博睿特（天津）印刷科技有限公司印刷 各地新华书店经销
2023年10月第1版第1次印刷
开本：710×1000 1/16 印张：13
字数：143千字 定价：69.80元

亲爱的各位读者:

　　为了给大家提供更好的阅读体验，本书提及的所有人（包括患者）和职业名称均不区分性别，无论何种性别形式都一样，这一点是毋庸置疑的。

○ 目录

导语

刚认识莎拉·施特劳布的时候，她是一名歌手，在演唱英文歌方面取得了巨大的成功。她告诉我，听完我在班兹修道院（Kloster Banz）开的一场音乐会之后，她被我的几首歌曲深深打动，决定唱德语歌。我们相识于维尔茨堡，当时我正在和那些参加我的歌曲创作研讨课的学生们策划一场闭幕晚会。我建议莎拉专门录制一张专辑，翻唱我的歌曲。她觉得这个想法很好，只不过我当时并没有预料到这张专辑的制作会给我带来怎样的启发。

莎拉比我年轻40岁，她在《不止一切》（*Alles das und Mehr*）这张出色的专辑中重新演绎了我的歌曲，这些歌听起来就像她自己写的一样。这位拥有动人嗓音的年轻女子能够以一种全新的方式诠释我的歌词和旋律，甚至是创作新的词曲，是一件非常令我兴奋的事情。慢慢地，她自己也开始写非常好听的德语歌曲，而我始终都为能成为这位天才艺术家的导师感到自豪。

莎拉·施特劳布从不吹嘘自己是博士，我甚至过了好长一段时间才发现她是一名心理学家。有一天，她突然告诉我她在医院工作，正在参与痴呆有关的研究。

我们在2020年第一次疫情封锁期间，发表了歌曲《破除封锁》（*Break Isolation*）的小样，我请莎拉在这首歌里做了一段演讲。令我激动的是，莎拉非常了解她的患者，能与他们感同身受，我仿佛看到了两个不一样的她：一个是歌手莎拉·施特劳布，一个是科学家莎拉·施特劳布。我和她聊得越深入，就越意识到我对痴呆的了解真的只有一星半点儿。

大家肯定听说过阿尔茨海默病，也知道罹患痴呆的风险会随着年龄的增长而增加。但是，痴呆有多种不同的形式，即使是五十多岁的人也有可能患上某种类型的痴呆，这一点我以前闻所未闻。

我感到很好奇，问莎拉是否愿意就痴呆这个话题写点儿东西。有一天，她给我发了几页关于她在医院工作的资料，说实话，我很感动。莎拉向我展示了她自己可能都没有意识到的写作天赋。一方面，她的知识非常扎实，这是写作的基础；另一方面，她的文笔非常流畅，引人入胜，兼具个人特色与科学性，真的让我想进一步了解。

我曾想在网络上发布这些资料（当时我有一本网络杂志），但不考虑出书，因为在我看来，莎拉的主要身份还是歌手。

当莎拉把剩下的资料寄给我时，情况突然发生了转变。我坚信，除了我和几个朋友外，应该有更多人读到这些资料。这些资料实在是写得太好了，不能不发表，于是我问莎拉愿不愿意写一本书。

然后，我给我的老朋友托马斯·施密茨（Thomas Schmitz）打了个电话，我有很多书是他帮忙出版的，我把痴呆这个选题告诉他，他马上就明白我的意思了。读完莎拉寄给我的第一部分资料后，托马斯和我一样对作者莎拉·施特劳布非常感兴趣。

我相信这本书会是一本独一无二的书，会有很多人读到它。莎拉渊博的学识令人振奋，但最重要的是，她在字里行间表达了对患者以及饱受折磨的亲友的同理心，而这种同理心正是痴呆相关领域迫切需要的。

莎拉不断用她自己的故事拉近与读者的距离，这些故事描述了她深爱的祖母罹患痴呆的经过。因此，我们有时几乎忘了这是一本经过周密调研的纪实作品，是一本关于痴呆的纪实作品，而这种疾病不像其他疾病那样受到大众的广泛关注以及媒体的争相报道，但这也不失为一件好事。痴呆之所以得不到关注，可能是因为能引起轰动的治疗方法太少了。

从字里行间我们可以感受到莎拉·施特劳布想要帮助别人的心情，因为她在自己的职业生涯中经历了太多痛苦，而这些其实是可以避免的。她为自己的亲友提供建议，详细地告诉他们应该向谁求助、应该怎样生活，最重要的是，应该忍受什么、不应该忍受什么。

这是一本激励人心的书，可以鞭策莎拉的同行们以医生的身份，更以一个富有同情心的人去面对这种无情的疾病。

莎拉总是强调音乐具有疗愈能力，我觉得特别高兴，因为她确实有专业的音乐知识。如果不是她，还有谁有能力这样做呢？她那首《燕子》（*Schwalben*）非常令人动情，我经常和她一起唱，而这首歌的灵感正是源于她的工作和她多年来与患者相处的经历，因此这首歌和这本伟大的书一样，有助于人们敞开心扉，了解这种会带来巨大痛苦的疾病。

这本书要实现的目标是：让人们开始谈论长期以来一直避而不谈的事情，而这些事情往往被人的羞耻心掩盖。我相信这个目标可以实现，因为只有面对问题，才有机会真正解决问题，而这本书可以促进问题的解决。

让我们一起走进一个对多数人来说未知的世界，我在读这本书之前，这个世界于我而言也是陌生的，这是一个充满痛苦但也充满希望的世界，让这位年轻而热心的作者告诉大家缓解这种痛苦的方法。本书的文字充满诗意，读来津津有味，引人入胜，能够让读者身临其境，也想伸出援助之手。

我坚信，莎拉·施特劳布的第一本书绝不会是她的最后一本书。

康斯坦丁·韦克

2021年1月

第一章

祖母遗忘自我和我找到自我的过程

在我的祖母77岁那年，有一天晚上，她完全忘了自己是谁，还差点丢了性命。至今没有人知道那天晚上到底发生了什么，大家只知道她离开了自己的床，想顺着楼梯走到一楼。有可能她想去厨房喝点东西，也有可能她被她的猫吵醒了，这只猫被宠坏了，日夜不停地求人喂食。还有可能祖母因为经济问题而焦躁不安，尽管她几十年来一直在努力工作，但她仍然一贫如洗。然而，我是在她死后才知道这一点的，因为她这么多年一直将她的困难处境藏得很深。祖母是一个骄傲的女人，宁愿一点一点地将自己的家产变卖掉，也不愿意向她的家人求助。

在我的童年时代，我和祖母的关系最亲近。她出生于1930年，童年和青少年时期都被第二次世界大战的阴影笼罩着，所以祖母很早就习惯了节衣缩食的生活，容易满足，她这辈子都在为家庭操劳。我现在仍然记得她最喜欢说的一句话："我睡觉时梦见的生活是充满快乐的，我醒来后发现生活是一种职责。后来我渐渐明白了，职责就是一种快乐。"这句话就像一句格言，说得实在是太好了，我们后来甚至把它印在了祖母葬礼的悼念卡片上。虽然祖母经历过第三帝国❶时期，但这件事在我们家根本无足轻

---

❶ 此处第三帝国即指纳粹德国（1933年至1945年第二次世界大战期间的德国政权），是由纳粹党执政的德国，又称"德意志第三帝国"。——译者注

重，因为她不喜欢谈论这个话题。虽然祖母年轻时候的故事很晦涩难懂，但确实揭露出她是在某种意识形态的影响下长大的，而我们希望自己永远不会受到这种意识形态的影响。正是一些微不足道的日常小事，让我时不时地想起祖母成长的那个年代。例如，她总是会给我们的晚餐面包抹上几厘米厚的黄油，我们有什么办法能确定明天仍然有足够的食物呢?

祖母的生活就是她家人的生活，准确地说，就是我和弟弟的生活。我们每天都和她待在一起，毕竟她住的地方离我父母的房子只有大约五十米。我的父母经常出差，所以我们接受的教育主要来自祖母。她为我们做晚饭，辅导我们做功课，晚上哄我们睡觉。除了父母以外，祖母是我们最重要的人，我们爱她胜过一切。

在那个彻底改变了祖母和我的生活的夜晚，祖母一定是站在楼梯边，准备下楼。或许是她在下楼的那一瞬间感到头晕，又或许是她绊到了什么东西，但不管发生了什么，这一切都不可能复原重现。我们到现在也没有弄清楚，祖母为什么会失足从十八级台阶上滚下去，在楼梯脚撞到了头，出现了严重的脑出血，送医治疗时已经晚了一步。

祖母不是一个人住，她的儿子，也就是我叔叔，和她住在一起，但是叔叔直到第二天早上才注意到有些不对劲。也不知道祖母是什么时候在楼梯下醒过来的。她伤得很严重，神志不清，在屋子里漫无目的地徘徊了几个小时，直到叔叔看到她的耳朵在流血，并发现和她说话她也没有反应。祖母被送到一家医院里，她说不了话，也不知道自己在哪里以及发生了什么。现在回想起来，我觉得她看起来像是一个晚期的痴呆患者。医生安排祖母做了一个计算机断层扫描（CT），发现脑出血严重，但什么都没做。医生不知道我祖母在入院之前一直独立照顾自己的起居，结合祖母的年龄，医生认为她在摔倒之前就已经患上痴呆了，所以他们只处理了祖母的伤口，然后就不了了之了。当时我20岁，第一次遇到这样的情况。医生们简短客观地和家里人交流了祖母的健康状况，我笨嘴拙舌地跟医生解释，祖母在事故发生前精神状态一直很好，但他们根本没听进去。于是，在短暂的住院治疗后，祖母出院了，住进了一家护理院，当时的她已经瘦得不成样子了。

时至今日，我依然不明白祖母为什么会脑出血，因为当时没有医生愿意费这个心跟我们解释。如今我只知道，脑出血会挤压大脑，造成一连串严重的伤害。如果脑出血患者的年纪较轻，医生可能会尝试借助神经外科手术导出积聚的液体，以减轻颅内肿胀，将长期损害最小化。然而，医生认为祖母在摔倒之前已经患有痴呆了，所以他们没有给她动手术。

我发现护理院的情况很糟糕。祖母恢复得很慢，随着时间推移，渐渐能说几句没什么意义的话，但她的记忆力明显严重衰退。如果我离开她的房间，一分钟后再回来，她会跟我打招呼，好像我从来没有进过她房间一样。除了我和我弟弟之外，她基本上认不出任何人。我们作为她的孙子孙女，被烙印在她受伤的大脑里，她才把我们当作熟悉的人。而她的儿子们，也就是我父亲和叔叔，经常被她当成陌生人一样看待。祖母也没有任何方向感，内心极度焦虑不安。她经常在走廊里不停地徘徊，好像在寻找什么东西一样，这种症状被称为"逃跑倾向"（Weglauftendenzen）。我讨厌这个词，它听起来像是一种想要远离当前某个地方的欲望，欲望是一种病态的表现，但是祖母想要离开护理院，她想回家，这难道不是完全可以理解的事吗？脑出血致使祖母患上痴呆，我们根本无法向她解释为什么她必须待在一个简陋的小房间里，待在一个充满陌生人的屋子里，而且这些陌生人似乎并不总是对她表现出善意。我发现护理人员很不耐烦，因为他们得一次又一次地在祖母找出口逃走时"抓住"她。有一次，祖母甚至悄无声息地溜出了护理院大楼，在街上拦了一辆汽车，让司机带她走。她当时一定非常绝望。

所以祖母是一个具有"挑衅行为"（herausforderndem Verhalten）的护理院患者。和大多数护理机构一样，护理院的工作条件很艰苦，护理人员没有充足的时间照顾祖母这样的病患。我非常担心，尽可能抽时间多去看她。我总是在她寻找出口的时候在走廊里遇到她。祖母身上有一股很难闻的气味，她没有洗过澡，有时会把五件毛衣和衬衫叠穿。很多时候，她一整天都没有喝任何东西。护理院的人反复跟我说，护理人员没有时间一直提醒病患们喝水，家属们也有义务参与其中。

我明白这一点。护理人员承受着巨大的压力，而像我这样的家属经常会指责他们，使局面变得更加紧张。他们已经尽了最大的努力，我也一样。但当时我在雷根斯堡上大学，离祖母有差不多3小时的车程，我不可能每天都待在她身边。就这样，我们所有人眼看着她一天天衰弱，体力衰退尤为明显。不知从什么时候开始，我再也无法忍受这样的情况了。有一天，我把祖母抱进车里，开车带她回家。当她站在家门口，我马上就注意到她虽然得了很严重的痴呆，但她知道自己到了哪里。她满脸笑容地看着我，对我说："我现在就去给咱们熬点儿汤喝。"然后她坚定地走进了厨房。我很震惊，喜极而泣。我让她感受到了巨大的喜悦，她说的这句话虽然简短，却是只有她才会说的话，以至于我居然隐约希望她能变回以前的样子。

当然，情况并非如此。祖母把一个罐子放在厨房的煤气灶上，点燃了火。我进去的时候，罐子已经烧熔了。这个房子势必唤醒了祖母的某些记忆，但这些记忆引发的只是完全混乱的行为。她根本找不到厕所，所以我晚上必须帮她洗澡，像带小孩子一样。她在好几个房间里小便，我只好花几个小时来收拾屋子。她晚上不睡觉，迷迷糊糊地到处跑，只过了一天，我就精疲力尽了。我不知道该怎么做。我不忍心把她送回护理院，但我没有其他办法。我得回学校上学，只好把祖母一个人留在护理院那个陌生的房间里，留在那个她觉得是监狱的地方。

当时，我的家人没有得到任何建议，我们不知道有什么办法可以帮助祖母。我们好像被抛弃了一样，而20岁的我没有足够的远见，没有想到要主动为祖母做些什么。祖母只活了6个月，最后死于腹膜炎，但护理院里的人一直没有发现她得了这个病。"我们不能遇到一点儿鸡毛蒜皮的事就把急诊医生叫过来"，这是护理院的人说的话，当时祖母已经痛到整个人蜷缩在一起。等到最后把医生叫过来的时候，已经太迟了，没过多久祖母就走了。

作为重病老人的家属，我的经历对我影响很大。我当时正在学习心理学，但我原本想以音乐人的身份谋生。我从12岁起，就开始写歌，想在舞台上演唱自己的歌，后来我实现了这个目标，我站上的舞台也越来越大。音乐是我最热爱的事物，是我生命中的灵丹妙药，是我此生的使命，但它不是我唯一的使命。祖母的疾病和令人大失所望的医护体系，让我找到了人生的第二个使命。我开始吸收一切能获取到的有关老年人和痴呆的知识，开始研究大脑功能障碍，尽管我有一颗当音乐家的雄心，但我还是决定大学毕业后从事痴呆研究。我必须弄清楚我们的医疗体系到底出了什么问题，为什么本不应该发生在我祖母身上的事情却在她身上发生了。

我在乌尔姆大学医院任职，攻读痴呆相关疾病的博士学位，在那里，我第一次了解到"痴呆"的真正含义。这个术语在口语中通常等同于"阿尔茨海默病"，简单来说就是认知衰退，即与思维有关的衰退。而认知衰退可能有许多不同的成因。我了解到，即使是年轻人也有患上痴呆的可能性，而且许多神经退行性脑部疾病，即与神经细胞死亡有关的疾病，是由遗传决定的。我了解到，病患们在找到合适的专家之前，往往好几个月甚至好几年都在不同的医生之间辗转奔波。我还了解到，我们的医疗体系并不是在任何情况下都能保证痴呆患者过上有尊严的生活。我了解到这种疾病对整个家庭都会产生巨大的影响，对于患者本人和患者家属来说，痴呆随时都有可能成为他们的末日。我了解到，尽管我们已经掌握了丰富的医学知识，但也只能无助地看着患者们死于痴呆。

成为医疗体系的一分子后，我才明白祖母出事之后应该尽快进行手术，如果及时手术，她的情况应该会好很多，不至于落到需要人全方位照顾的地步。当时的CT扫描清楚地显示出祖母的整个大脑都已萎缩，尽管已有研究证明单凭影像结果并不能作出诊断，但医生还是认为脑萎缩已证明祖母患有痴呆。其实健康的大脑在老化过程中也会萎缩，而这一过程并不一定伴有痴呆。从事痴呆研究之后，我才知道祖母得的是血管性痴呆，才知道有专门的援助服务，她在家里其实也能得到照顾。我还得知，祖母的痴呆本来是有治疗方法的，可以帮助她最大程度上维持自己的能力。

接下来的各个章节将围绕上述事件展开叙述，但本书无法对痴呆进行全面的概述。痴呆这个话题过于宽泛、过于复杂，我无法以一种非专业的读者可以理解的方式对痴呆进行详细介绍。因此，在后面的章节中，我更多考虑的是那些受痴呆困扰的家庭中反复出现的问题和困难，这些问题和困难在过去十年中一直伴随着我，伴随我开展心理学的工作。我希望读者能了解最常见的痴呆类型，并理解为什么目前的研究仍然很难找到痴呆的治愈方法。我还想告诉读者，我们的医护体系遇到了哪些瓶颈，作为痴呆患者的亲友或相识，哪些方面潜藏着危险，会让他们不堪重负。我希望在读完本书之后，读者能够拥有更充足的信心与痴呆患者一起生活，希望他们不会感到不知所措，希望他们意识到自己并不是孤军奋战。

第二章

痴呆意味着什么

永恒的青年时代的梦想

我定期在社交平台上传照片和视频，与大多数完全陌生的匿名网友分享我的生活——至少是我作为一名音乐家的生活。在发布图片之前，我可以利用所谓的滤镜对图片进行编辑，让图片更好看。无论我的眼周有多少细纹，无论我的肤色看起来多么暗沉，无论我的眼神多么疲惫——只要轻轻一按，我就可以看起来像回到了20岁。然后我把图片发到社交平台上，让其他人来赞美我的美貌。几乎没有人质疑图片的真实性，因为优化自我形象已经成为一件理所当然的事情。社交平台的滤镜只有一个目的：让人变年轻。它和其他图片编辑器一样，帮助我们登上广告牌或杂志，让我们光彩照人。我们这个时代的终极审美始终与无瑕的皮肤和永不褪去的青春气息有关，因此人类自身的衰老过程在很大程度上被掩盖了。那些最终无法继续隐瞒自己早已四十多岁的人，我们都说他们"心态年轻""保养得好"，是"享寿族"（Best Ager）❶。"抗衰老"行业正在蓬勃发展，健身房也越来越受欢迎，自我提升指南正在成为畅销书。年龄似乎成了一种禁忌、一种侮辱，

---

❶ 享寿族，这个群体的生活模式是有钱又有闲，他们开始考虑如何让自己的生活过得更舒适、更有乐趣，他们已成为欧洲社会的消费大族。——译者注

提到年龄，我们就会把它与衰退、终结和死亡联系起来。

我们生活在一个以绩效为导向的世界，所以知道能源和产能有限、劳动力可以被替代是一件很可怕的事情。我们中的大多数人宁愿永远停留在人生的中间阶段，认为世界的尽头就是退休。但即便如此，事情还是会按照同样的方式继续下去：我们时不时会有这样的感觉，从职场退休的人比一些30岁的人生活得更充实，那些跟不上当前生活潮流和生活节奏的"老"人会被社会边缘化。人们不愿意面对这样一个事实：青春永驻只是格林童话中的一个梦。但维利·勃兰特（Willy Brandt）有句话说得很贴切："如果一个社会容不下老年人，那这个社会将因其自私自利而灭亡。"

逐渐老化的大脑

事实是，我们无法阻止人变老。不管我们怎样努力，就算用尽各种恢复活力的疗法来抵御岁月的流逝，大自然都是铁面无私、毫不留情的，这一点永不会改变。而让事情变得更加可悲的一点是：不仅我们的身体会变老，我们的大脑也会变老。记忆问题、找词困难、无法一心多用——任何人到了高龄阶段都会不可避免地碰到这些问题，无论他们觉得自己心态有多年轻。

我们的大脑是一个复杂的高性能处理器，由860亿个神经细胞组成，❶它们相互连接，构成复杂的网络，我们通过这些神经网络才产生了思想、状态和行为。就在我写下这几行字的时候，我的脑海中正在燃起熊熊的火

❶ HERCULANO-HOUZEL, S. The human brain in numbers. A linearly scaled-up primate brain[J]. Frontiers in human neuroscience, 2009, 3(11): 1–11.

焰。我的前额皮层,也就是额头后面的大脑皮层,在颞叶的长时记忆中提取必要的信息,让我产生想法。同时,前额皮层和颞叶都向我的运动皮层传递信息,使我的手指在电脑键盘上移动,我的语言中枢负责处理词汇和语法,我脑后的区域从我的眼睛中获取Word文档的视觉信息,并与其他多个大脑区域合作,形成读者现在正在阅读的文本。我的大脑在我写作的同时跟着一起阅读,并在我的短时记忆中再次处理信息,位于边缘系统的海马体协助大脑将这些信息储存在我的长时记忆中。在我意识到大脑中正在进行这些不可思议的活动时,我的杏仁核开始工作,使我产生情绪。那我的意识、我的自我又处在大脑中的什么位置呢?我希望我可以解答这个问题。

总而言之,我们大脑中的神经细胞并不是彼此孤立地工作。只有当这个了不起的神经网络能够顺畅地进行信息传递,当数以亿计的细胞能够彼此"交流"、相互配合时,我们才是健康的。

在能够利用磁共振成像(MRI)等成像技术描绘大脑活动之前,18世纪末,一位德国医生首次尝试将心理特征、行为方式和状态与各种大脑结构系统性地联系起来。弗朗茨·约瑟夫·加尔(Franz Joseph Gall,1758—1828)创立了"定位学说"(Lokalisationslehre),他认为人的某些性格特征和精神状态位于大脑中不同的区域,这些区域之间的差别很明显。他甚至声称,根据颅骨的形状可以推断出一个人的性格、优点和弱点。例如,他认为"忠诚"这一特征位于后脑勺,而女性的后脑勺通常特别长;爱打架的人耳朵后面的头骨特别宽;方向感强的人通常拥有非常突出的额头。加尔的学说很快就过时了,因为它得不到实证。尽管如此,它还是流行了很长一段时间,在纳粹主义时期,该学说甚至成为当时种族学说的科学依据:依据颅骨比例的不同,人口被划分为不同的种族,并以此证明德意志民族的所谓"优越性"。

即使在今天，加尔的学说仍不乏支持者。我曾经在巴伐利亚电视台的晚间节目中露面，坐在我旁边的嘉宾是一位女士，她根据人的颅骨形状对人进行分析，这是她的赚钱之道。她根据主持人的颅骨形状，判断主持人拥有非常高的演讲天赋。我很惊讶：现在的电视节目一天到晚都在播这样的东西吗？

人的大脑重1.2~1.5千克，只占体重的2%左右，但它却消耗了我们25%的能量，这并不奇怪，因为大脑一直在工作，我们活着的每一秒它都在接收信息。即使在我们睡觉的时候，大脑仍然忙于处理我们学到的、感受到的和经历过的东西。许多顶级运动员在长达几年甚至几十年的职业生涯中，一直使自己的身体处于超负荷状态，退役以后（甚至还没退役），他们就要面对各种慢性伤病和后遗症。随着年龄的增长，我们的大脑是否也会经历类似的过程呢？我们的大脑逐渐"磨损"，那么衰老是不是就一定意味着疾病呢？事实并没有这么简单，衰老总是意味着疾病的论调也是不正确的。甚至还有不少关于"健康衰老"的研究，这些研究可能不一定完全符合事实，从科学的角度来看是有问题的，但必须承认这些研究很有趣。您是否知道，有研究指出，每天喝两三杯红葡萄酒可以将患痴呆的风险降低一半？可想而知，要研究这样的观点有多么困难，因为我们每天都会接触到许多不同的影响因素，所以很难证明饮酒和预防痴呆之间的因果关系。此外，我们必须证明葡萄酒的哪些成分真正对人体有积极作用，以及这些积极作用是否可以抵消酒精最基本的消极作用。红葡萄酒中的白藜芦醇（Resveratrol）让葡萄酒商和医生都欢欣鼓舞。白藜芦醇存在于一些植物中，尤以葡萄、覆盆子和花生最为典型，各种研究都证明白藜芦醇可以延缓阿尔茨海默病的病程。但这只是动物实验结果，是否可沿用至人类身上还有待商榷。尽管如此，这一成果一直享有非常高的知名度，这也是我在炎热的夏夜打开一瓶红酒最常用的理由。

好消息是，我们可以积极促进健康衰老，因为我们的大脑有一个独一无二的特性：神经可塑性。如前所述，我们大脑的神经细胞相互连接形成巨大的网络。每个神经细胞在其突起部位通过突触与其他神经细胞相连，而这些神经细胞的连接容易受到影响。因此，神经可塑性指的是大脑使其结构和组织适应相应环境和生物条件的能力，这种能力是伴随终生的，所以患者中风后会被送往康复中心。我们的大脑能够通过寻找新的神经通路，以及加强其他神经细胞的连接，来抵消现有的神经损伤，而且大脑的这种能力是很强的，这是很神奇的一件事。

人类大脑的老化过程会影响其分子、细胞、血管系统、形态和认知能力，基因、环境、激素和神经递质共同发挥作用，调节大脑的老化过程。各种研究表明，40岁以后，人脑的体积每十年缩小约5%。[1]导致人脑"缩小"的原因可能不是细胞凋亡，而是每个脑细胞的体积都在变小，最终导致整个大脑体积变小。[2]但是各个大脑区域缩小的程度并不一致，特别容易受到老化过程影响的似乎是大脑在人类青春期最晚形成的区域：前额皮层。[3]这个区域位于我们的额头后部，参与控制多种高级认知功能，如情绪

---

[1] SVENNERHOLM L, BOSTRM K, JUNGBJER B. Changes in weight and compositions of major membrane components of human brain during the span of adult human life of Swedes[J]. Acta Neuropathologica, 1997, 94(4):345-352.

[2] URPHY D G, DECARLI C, MCINTOSH A R, et al. Sex differences in human brain morphometry and metabolism: An in vivo quantitative magnetic resonance imaging and positron emission tomography study on the effect of aging[J]. Archives of General Psychiatry, 1996, 53(7): 585-594.

[3] SCAHILL R I, FROST C, JENKINS R, et al. A Longitudinal Study of Brain Volume Changes in Normal Aging Using Serial Registered Magnetic Resonance Imaging[J]. Archives of Neurology, 2003, 60(7):989.

处理和社会行为，并控制"执行功能"，包括保持注意力、协调具有某种目标的行为、认知灵活性、解决问题的能力以及行为规划。❶除了脑体积缩小，大脑还会发生其他变化：大脑中的神经细胞突起功能变差，纤维连接消亡❷，神经元的激活水平下降。任何到达一定年龄阶段的人都明白一点：理解事实需要更长的时间，同时做几件事情变得更加困难，集中注意力的能力会下降。在某种程度上，这是完全正常的现象，变老并不会降低我们的脑力。哪些认知缺陷属于正常老化的范围，哪些又预示着罹患痴呆的可能，这样的问题才有趣。许多患者忧心忡忡，带着这个问题来到我们大学的神经病学门诊部，看所谓的"记忆门诊"，在这里，医生会向他们解释任何可能发生的认知障碍。例如，我们把神经心理学作为心理学的一个分支学科，通过能力测试，神经心理学能够帮我们很好地区分病理性认知行为和正常的适龄认知行为。此外，我们现在可以运用大量的技术手段来检测痴呆，并对其进行归类。痴呆研究的先驱是一位来自法兰克福的精神病学家，20世纪初，他在法兰克福的精神病和癫痫病医院担任主治医生，他就是爱罗斯·阿尔茨海默（Alois Alzheimer）。

爱罗斯·阿尔茨海默和他的遗愿

"我觉得我得了老年痴呆。"谁没有在想不起某件事情的时候说过这

---

❶ TEFFER K, SEMENDEFERI K. Human prefrontal cortex: Evolution, development, and pathology[J]. Progress in brain research, 2012, 195:191−218.

❷ TOEPPER M. Dissociating Normal Aging from Alzheimer's Disease: A View from Cognitive Neuroscience[J]. Journal of Alzheimers Disease, 2017, 57(2):331−352.

句话呢？在惯用语里，人们始终把阿尔茨海默病等同于痴呆，因此这位法兰克福精神病学家在医学历史上的贡献至今都令人印象深刻，但这同时也暴露了我们的医疗体系无法提供关于痴呆及其相关综合征的充足信息。时至今日，普通人群仍然固执地相信一些错误的观点，造成的最糟糕后果是受痴呆困扰的家庭求医太晚。例如，当我询问某些家庭，他们的前几代人里是否有人得过痴呆时，我经常得到这样的回答："有，但是爷爷已经80岁了，他得的是正常的老年痴呆。"什么是"正常的老年痴呆"？人到晚年患上痴呆是不正常的，痴呆始终是一种疾病。

20世纪初，痴呆的症状几乎没有引起科学界的兴趣。当时，德国医生甚至认为没有必要系统性地描述和记录老年痴呆。作为一种没有治疗方法的老年精神疾病，痴呆充其量只是预示着病患将被永久安置在当时所谓的"精神病院"里。这种病症被称为"老年痴呆"，人们没有把它的出现归因于患者的身体，而是在背后悄悄议论患者是因为生活不检点，才得了这种病。后来，爱罗斯·阿尔茨海默最先证明了痴呆与人脑中一个明显的病变有关，他的发现使他和他的患者奥古斯特·迪特（Auguste Deter）一同被载入了史册。

1901年，迪特被她走投无路的丈夫送进了法兰克福的精神病和癫痫病医院。迪特显然很糊涂，除了自己的名字外几乎记不住任何东西，她看起来就是一个典型的"老年痴呆"患者。然而，迪特的年龄引起了主治医生爱罗斯·阿尔茨海默的注意：迪特入院时只有51岁。阿尔茨海默通过对话的形式将患者的情况仔细记录下来，这份有整整30页的记录一直被保存到今天。阿尔茨海默被称为"戴着显微镜的疯子医生"，因为他不仅照顾病人，晚上还在精神病院的地下室里无偿研究这种疾病与人体相关的病因。阿尔茨海默被调任到慕尼黑精神病院任职后，也一直在跟踪奥古斯特·迪特的病情，直到她1906年去世。他甚至在迪特死后，请求她的家人把其大脑送到他那里进行研究，为的是找出她身上这些出现时间早、令人印象深刻的痴呆相关病变的原因——以前人们认为只有岁数非常大的人才会患痴呆。

阿尔茨海默发现了大量坏死的脑神经细胞和淀粉样蛋白斑块（即所谓的老年斑），也就是说，生物变化在很大程度上是导致患者精神状态恶化的原因，而且这些变化明显不同于大脑正常老化产生的变化。时至今日，爱罗斯·阿尔茨海默对阿尔茨海默病所做的研究工作仍是无数科学研究的基础。他强烈抨击了"老年痴呆"是精神病的观点。然而，几十年过后，医学教科书才开始花大量篇幅介绍阿尔茨海默病。各类名人受病痛折磨的故事使得阿尔茨海默病成为一个公众话题，最开始是美国女演员兼舞蹈家丽塔·海沃斯（Rita Hayworth），她在20世纪40年代被誉为好莱坞的"爱之女神"。从50岁开始，她的变化越来越大，随着小报上经常出现的不体面报道，丽塔获得了来自全球各地的大量关注。自20世纪70年代初以来，这位艺术家多次因为自身丑闻和尴尬事件引起大众注意，她对同行越来越不友好，经常因为记不住台词而被迫暂停电影拍摄。20世纪80年代初，丽塔多次登上新闻头条，其中一条是路人在一家酒店门口看到她糊里糊涂的，正在拼命寻找入口，显得很绝望，她甚至连自己的名字都不记得。当时距离丽塔第一次出现症状差不多有十年了，在这十年中，人们只是简单粗暴地给她贴上酒鬼的标签。直到现在，医生们才开始考虑她患的是阿尔茨海默病，但在当时的医学界看来，这样的诊断是错误的。1981年，人们了解了丽塔表现出怪异行为的原因，阿尔茨海默病这种神经退行性疾病，以及它给患者带来的巨大变化，第一次引起了公众的广泛关注。也就是说，在爱罗斯·阿尔茨海默发现阿尔茨海默病近几十年后，人们才开始真正认识这一疾病。1982年，丽塔·海沃斯的女儿与时任美国总统罗纳德·里根（Ronald Reagan）一起宣布了美国第一个全国阿尔茨海默病宣传周（National Alzheimer's Disease Awareness Week）。全球无数倡议接踵而至，数百万研究资金投入到各个科学组织机构，用于痴呆研究。

常见病——痴呆

我之前从来没有接触过痴呆这个话题，直到我的祖母得了这个病。我出生于1986年，在巴伐利亚的一个小村庄里长大，村子里只有两百口人，还有很多小农场，大家彼此都认识。孩子们在森林里搭建小房子和树屋，和祖母一起在自家花园里采摘苹果和坚果，开着老式拖拉机在田野间穿梭，仿佛置身世外桃源一般。我不记得在我小时候，村里有谁患过痴呆。在我的记忆中，星期日可以在教堂里见到老人，或者看见他们坐在自家院子的长椅上，而孩子们则骑着自行车在村里呼啸而过。

如今，我确信村子里一定有痴呆患者，但也许他们并没有谈及此事。我之所以这么肯定，是因为这种疾病的患病率非常高，理论上有一半的人都认识一个痴呆患者，或者会有一个患痴呆的亲属。德国每年约新增三十万痴呆患者，目前德国有160万痴呆患者。癌症也同样常见，但普通人对癌症的认识要多得多：香烟盒上令人震惊的图片和提示，警告我们吸烟有增加肺癌患病率的风险；我们知道X射线的危害；我们会在烧烤时扔掉烤焦的肉，因为这样的肉吃了会致癌；世界卫生组织（WHO）警告我们要小心香肠和火腿；如果我们房屋的建筑材料含有危害健康的石棉，那我们得花大价钱翻修房屋。我们每个人都知道一些致癌物质，并且会避免使用它们。痴呆也有风险因素，但它们不像癌症风险因素那样是我们常识的一部分。虽然连孩子都知道吸烟有害，但当我告诉人们什么东西会增加患痴呆的风险时，许多人会睁大眼睛看着我。您知不知道吸烟会同时提高患痴呆和癌症的概率？您知不知道压力会增加患阿尔茨海默病的风险？

我们的年龄越大，患痴呆的概率就越高：75岁的人群中约有7%的人罹患痴呆，而在80岁的人群中这一数字上升到了15%，在85岁以上的人群中这一数字甚至达到了25%，但是目前有越来越多的研究表明痴呆的患病率正在下降。我们都受益于现代医学的进步，可以更好地预防罹患痴呆的风险因素，更有意识地均衡饮食，更健康地生活。与此同时，人均预期寿命正在稳步提高，这意味着德国老年人口数量将不断增加。在德国，1950年出生的女性，平均预期寿命为68.5岁，男性为64.6岁；而2020年出生的人的预期寿命已经增长了15岁。自19世纪以来，德国人均预期寿命甚至提高了一倍多。关于未来痴呆患者人数的各种预测模型都认为，到2050年，德国痴呆患者人数约为260万。

WHO在2020年12月发表了一份报告，报告称，自2000年开展数据分析以来，阿尔茨海默病和其他类型的痴呆于2019年首次跻身世界十大最常见的致死原因。虽然心脏病、中风和慢性阻塞性肺疾病不出所料地位居前三，但痴呆作为第七大死因很值得被头条报道。在美国和欧洲，痴呆甚至成为2019年的第三大死因，而65%的患者是女性。女性一般比男性更有可能罹患痴呆，因为她们的预期寿命更长——在高龄老人群体中，女性数量比男性要多得多，而高龄老人的患病风险会大大增加。

我们无法准确预测个别病例的持续时间，但有一点可以明确，痴呆会缩短预期寿命。平均而言，从症状出现到患者死亡会持续3~6年的时间，但每个患者的个体差异很大，如果病程极其缓慢，患者生存时间可以达到20年甚至更久。相比之下，罕见的痴呆如克–雅氏病，其特点是病情发展非常快速，克–雅氏病患者通常只能存活几个月。

痴呆是一种常见病，我们必须研究这种疾病。我们对这种疾病了解得越多——我的意思是痴呆应该成为每个人所受教育的一部分——当自己或身边的人患上痴呆时，我们就能越好地应对。痴呆研究可能是一门相对年轻的学科，但近几十年来获得的有关知识是非常多的。我们可能还无法治愈痴呆，但我们现在知道，并非所有的痴呆都一样，我们可以对不同类型的痴呆进行定义和分类。

痴呆目前的分类

目前的大脑研究涉及多种不同类型的痴呆，其中阿尔茨海默病无疑是最为人所知的，然而它只是众多痴呆中的一种。"痴呆"这一概念只是笼统地描述了记忆、思考、定向、理解、计算以及言语等多种后天认知能力的下降，但未具体说明到底是哪种能力下降，以及能力下降的原因是什么。这些具体的能力作为描述性元素被添加到痴呆的概念中，使得对痴呆病征的定义更加准确。由于痴呆相关研究越来越多，这些研究得出的结论也需要被不断审查。

常见的分类是将痴呆分为退行性痴呆和非退行性痴呆两种形式。非退行性痴呆要么是血管性疾病，即血液循环紊乱或大脑血管病变引起的疾病——如我祖母摔倒后出现的脑出血，要么是某种原发疾病的继发病。后者是有治愈希望的，一旦原发疾病被成功治愈，痴呆的症状就可能会减轻，举一个典型的例子：维生素B_{12}的缺乏。研究表明，当维生素B_{12}的浓度过低时，患者会表现出痴呆症状，如意识障碍和记忆障碍。[1]而这些症状与阿尔茨海默病的症状不同，阿尔茨海默病患者经常会表现出精神病患者的症状，如妄想和幻觉。[2]然而，研究数据尚不够清晰，也有一些研究未能发现维生素B_{12}缺乏与认知功能之间有任何关联。[3]

　　常年过度饮酒也会引发大规模的认知损害，最终导致继发性痴呆。酒精会以多种方式损害大脑，毒害脑神经细胞，还会损害心脏功能，进而扰乱大脑的供血。严重酗酒的人通常吃得不多，或因酗酒患有胃病，导致维生素摄入不足。维生素B_1（又称硫胺素）缺乏会使细胞无法产生足够的能量，危害性极强，可能引发韦尼克脑病和科萨科夫综合征，由于这两种综合征经常同时出现，所以也被称为韦尼克-科萨科夫综合征。其他原因也有可能引发这两种综合征，但其病因以长期酗酒最为常见。韦尼克脑病发病快，伴有"脑器质性精神障碍"，包括记忆障碍、意识障碍、定向障碍、行走和站立不稳，以及眼部运动障碍和眼肌麻痹。患者必须立即服用维生素B_1，以避免或减轻长期损伤，这是唯一的治疗方法。如果不及时服用维生

[1] GIOVANNI R, PAOLA F, FABIOLA M, et al. Homocysteine and folate as risk factors for dementia and Alzheimer disease[J]. American Journal of Clinical Nutrition, 2005, 82(3):636-643.

[2] OSIMANI A, BERGER A, FRIEDMAN J, et al. Neuropsychology of vitamin B_{12} deficiency in elderly dementia patients and control subjects[J]. Journal of Geriatric Psychiatry and Neurology, 2005, 18(1):33-38.

[3] RABENSTEINER J, HOFER E, FAULER G, et al. The impact of folate and vitamin B_{12} status on cognitive function and brain atrophy in healthy elderly and demented Austrians, a retrospective cohort study[J]. Aging (Albany NY), 12(15).

素B₁，韦尼克脑病之后往往会出现科萨科夫综合征。这种病症是逐渐产生的，主要表现为强烈的记忆障碍：患者糊里糊涂，无法记住新信息，用自己虚构的信息填补记忆空白（即所谓的"虚构症"）。患者旧的记忆也会受到影响，因此即使是非常重大的事件，如近亲死亡，患者也记不住。

与非退行性痴呆相比，退行性痴呆是病情逐渐加重的疾病，越来越多的脑细胞死亡，使患者受到的限制逐渐增多。根据大脑中细胞开始死亡的具体位置，可以观察到不同的初始症状。最常见的退行性痴呆就是阿尔茨海默病。

痴呆之一——阿尔茨海默病

在德国160万痴呆患者中，多达120万人患的是阿尔茨海默病，因此阿尔茨海默病成为迄今为止最常见的老年神经退行性疾病。阿尔茨海默病是一种病情逐渐加深的疾病，病变区域始于一个形似"海马"的大脑结构，我们称之为海马体，海马体存在于大脑的左右两个半球。在这个相对较小、不显眼的区域，来自各种感觉系统的信息汇集在一起，经过处理后，被转移到长时记忆中。如果海马体受损，就会导致患者无法记住新信息。医学史上最令人印象深刻的病例是一位被称作"HM病人"的患者，他至今仍是记忆研究领域中被研究得最多的人。美国人亨利·古斯塔夫·莫莱森（Henry Gustav Molaison，1926—2008）从小就患有癫痫，疾病使他逐渐远离正常生活。1953年，27岁的他被转到外科医生威廉·斯科维尔（William Scoville）那里接受治疗，医生建议手术切除莫莱森的某些大脑结构，因为他认为这些结构是癫痫的病灶。1953年8月25日，斯科维尔切除了莫莱森大脑左右半球约三分之二的海马体，果真成功控制了莫莱森的癫痫发作，但是手术治疗也存在致命的副作用：手术后，患者无法有意识地记住新信息，除非这些信息涉及机械运动——莫莱森能够学会新的运动技能，如打高尔夫球，但他却记不住自己学过高尔夫，这种现象被称为顺行性遗忘症（Anterograde Amnesia），也就意味着他的余生注定不会产生新的记忆。莫莱森记得1953年之前的事情，他知道第二次世界大战，知道父母住在哪里，但1953年之后的一切他都不记得了。即使距离手术治疗结束已经过去了几十年，他仍然认为自己只有27岁。

莫莱森这一病例对记忆研究具有重要意义，因为在此之前，人们并没有意识到海马体对于记忆功能起到的重要作用。莫莱森参与了数百项研究，很有耐心，可能是因为他总是忘记自己以前被其他人研究过。

阿尔茨海默病患者的神经细胞由于神经退行性病变而死亡，海马体的功能受到干扰，从而引发越来越多的记忆问题。然而，海马体并不是大脑中受阿尔茨海默病影响的唯一区域：病情越严重，大脑皮层退化的区域就越多。在这个过程中，某些在体内自然产生的蛋白质，包括脑神经细胞内部和外部的蛋白质，随着时间的推移越来越多地凝结在一起，无法被身体分解。所谓的Tau蛋白神经原纤维缠结（位于神经细胞内）和β-淀粉样蛋白斑块（位于神经细胞外）是细胞死亡的主要原因，神经细胞早在患者注意到有问题之前就已经开始死亡了。德国解剖学家海科·布拉克（Heiko Braak，生于1937年）是乌尔姆大学生物医学研究中心的资深教授，他在一篇受到全世界关注的研究论文中，将阿尔茨海默病的病理过程分为六个阶段，其中只有晚期的第五和第六阶段是日常生活中常见的阿尔茨海默病症状。早期阶段的病情发展完全是不知不觉、悄无声息的，前两个阶段甚至在大约8%的青少年群体中就已经出现——这表明阿尔茨海默病在真正"爆发"之前，已经在我们的身体里"潜伏"了很长一段时间。

大脑中最初的细胞死亡可能只会导致轻微的行为异常，还不至于对日常生活造成极大困扰，例如：反复询问同样的问题，因为患者总是忘记自己问过；站在停车场不知所措，找不到自己的车；在与人交谈的过程中，拼命思考那些怎么也想不起来的词汇。然而，随着时间的推移，患者的病情越来越严重，大脑每况愈下，构成患者"存在"的一切都将消失殆尽，如接受新信息的能力、专业知识、实践经验和常识。

随着时间的推移，记忆障碍不仅会影响短时记忆，"旧"信息也会逐渐淡薄，记忆逐渐消退。患者渐渐认不出身边的人，忘记自己生平的细节；他们无法在陌生的环境中准确辨别方向，容易迷路，到了晚期甚至会在自己家里迷路；他们看不懂时钟，无法理解数字和符号，阅读时理解不了内容，写字时总会有错误。患者的日常生活逐渐变成一项又一项的挑战：他们无法与人交流，使用电话变得越来越困难；他们不会使用家用电器，就连准备简单的饭菜也变得力不从心。在某些时候，患者穿脱衣服、刮胡子、洗澡都需要帮助，任何我们在日常生活中认为理所当然、简单不过的小事，他们都需要帮助。而精神方面的伴发症状也很常见：患者可能无精打采，总是需要在别人的推动下去完成日常工作。患者的内心也可能焦躁不安，产生真正的"漫游癖"，会表现出强烈的运动欲。痴呆患者变得抑郁并不罕见，且经常会产生弥漫性的焦虑。许多家属说患者越来越易怒，攻击性增强。睡眠障碍也很常见，患者睡眠与苏醒的周期变得不规律，很多患者夜间睡不着，走来走去，无法平静。

随着认知障碍的不断恶化，患者对护理的需求也不断增加。到了晚期，患者几乎会完全忘记自己是谁，他们只能在某些时刻短暂地清醒一下，脑海中出现零星的记忆，记起自己曾经是什么样的人。

音乐可以帮助治疗痴呆患者。每个人都多多少少知道一些与自己的某一生活事件相关的音乐作品，或者自己在某一时期喜欢听的音乐作品。这些歌曲在我们的生命中陪伴着我们，就像一件件珍贵的珠宝，它们是打开人生记忆的宝贵钥匙，对痴呆患者来说也是如此。神经退行性疾病对音乐记忆产生的影响，比对其他大脑区域产生的影响要小，因此，即使是严重的痴呆患者，在听他们"最喜欢的歌曲"时也能体验到一种幸福感，并在几分钟内恢复清醒的意识，记起自己是谁。科学研究还表明：与生平经历有关的音乐可以减少人们内心的不安、沮丧和冷漠，音乐使人快乐。音乐还能唤起那些被认为已经失去的记忆，即使是严重痴呆的患者也常常能够跟唱一些他们熟悉的老歌，连歌词都记得很清楚。除此之外，我还接触过一些这样的患者：他们连自己另一半的名字都记不起来，却能弹一手漂亮的钢琴。音乐家卡特琳·克拉拉·扬特克（Kathrin Clara Jantke）曾在写给我的信中，谈到她为住在护理院里的人演唱五六十年代歌曲的经历："就在那一刻，你可以看到歌曲的旋律让他们的眼睛突然迸发出生机，许多人甚至可以跟着歌词唱，随着音乐节奏摇摆，还会拉上旁边的人一起跳舞。那些走不动路的人，就用自己的面部或者上半身跳舞。"音乐不仅仅是一种消遣，它也是一种疗法。

关键的问题是：我们是否可以预防阿尔茨海默病？即使许多人体内潜藏着一些有可能引发阿尔茨海默病的病理变化，但不是每个人都会出现阿尔茨海默病的明显症状。一个特别令人印象深刻的例子是流行病学家大卫·斯诺登（David A. Snowdon）进行的"修女研究"。从1986年开始，斯诺登花了几年时间为近七百名天主教修女检查精神健康状况。他甚至得到了许多修女的许可，在她们死后对她们的大脑进行研究，以探究阿尔茨海默病使大脑产生的典型变化。这批研究对象的特殊之处在于她们的生活方式很不一样：修女们在一起生活，一起变老，在这个集体里，每个人都必须完成各种任务。修女们的精神和身体一直都非常活跃，她们过着禁欲的生活，不喝酒、不抽烟，保持着均衡的饮食习惯。

令人吃惊的是，有许多修女到了老年阶段还能保持健康的精神状态。修女们的精神活动越频繁、越有规律，患痴呆的概率就越低。究竟如何解释这一结论，目前仍不确定。有一种理论认为，通过有规律的精神活动，人可以高效地学习特定技能，从而使大脑不太容易产生阿尔茨海默病的典型病变。而另一种理论则认为，精神活动主要锻炼的是一般认知能力，如短时记忆和大脑的信息处理速度，并优化大脑在受到损伤时的补偿机制。

然而，修女研究最引人注目的发现是：一些终生精神正常的修女，大脑产生了阿尔茨海默病的典型高度病变。这些修女的大脑看起来好像属于严重痴呆的患者，但她们没有任何记忆障碍。这一结果令人惊讶，因为它给人们带来了希望，使我们有望通过健康积极的生活方式来干预衰老的进程。积极预防或延缓痴呆的发生的确是一个伟大的想法。

阿尔茨海默病是痴呆最常见的形式。每每谈及认知衰退，我们首先想到的就是阿尔茨海默病。然而，还有一些其他类型的神经退行性疾病也需要我们去关注。

额颞痴呆（FTD）

如果有人在65岁之前患上痴呆，那么他们患的往往不是阿尔茨海默病，而是所谓的额颞痴呆。患者在年老时由于海马体及其邻近结构受损而变得健忘，额颞痴呆，顾名思义，产生于人脑的额叶和/或颞叶部分。额叶位于我们的额头后部，我们的性格特征在这里形成，社会行为也在这里产生，所有高级认知活动都在这里进行处理，而我们的语言能力在颞叶形成。当人患上额颞痴呆时，语言能力也会受到影响。

我见过的最年轻的额颞痴呆患者只有33岁。大多数患者在五十多岁时才表现出明显症状，但他们可能早就已经患病了，只是没有人把患者身上发生的变化当成痴呆的症状。下面我将借助一个病例来说明额颞痴呆的病程，它与阿尔茨海默病的病程明显不同。

H先生45岁，是自由职业者，他经营一家中小型企业，与妻子以及两个孩子住在一个宁静的地方，孩子们还在上学。H先生是一个善于交际的人，心情总是很好，周末经常可以看到他与朋友或熟人在一起。他会打网球，还是当地足球俱乐部的成员，每年会和家人去度假一次。最近，H先生的公司发生了很多事情，客户不满意，一直投诉，财务部也出了点问题，H先生压力很大。H先生和妻子在一起已经20年了，他的妻子头一次感受到H先生的沮丧、烦躁和压力。H先生开始退缩，不愿意继续追求自己的爱好，看起来无精打采，疲惫不堪。朋友来访时，他不参与谈话，只是冷漠地坐在自己的位置上。他的妻子很担心，坚持让他去看家庭医生。这是怎么一回事儿呢？也许是得了抑郁症？医生非常肯定：H先生公司里发生的事情实在太多了，像H先生这样拼命工作的人总有一天会身心力竭。他需要暂停一下，休养生息，才能再次轻装上阵。最后医生给出的诊断结果是：疲劳性抑郁症（Erschöpfungsdepression），用我们的日常话语来说就是"职业倦怠"。

奇怪的是，H先生似乎并没有察觉到自己的状况。他一本正经地对医生说，是妻子逼他来看医生的。他自己感觉很好，不知道为什么妻子非要拉着他去看医生。

H先生的妻子现在接手了公司的大部分工作，好让丈夫能够在家里休养。医生说，像这样的倦怠综合征不容轻视，它是身体发出的警告信号，表示身体需要休息了。H先生的妻子梳理过去几个月完成的订单时，发现了很多错误：发票开错了，没有支付预付税款，部分订单无缘无故地被搁置数月没有处理。她简直无法相信自己的丈夫马上就要把公司搞破产了。

而H先生一直待在家里，每天与电视机为伴。他对家人的关注越来越少，孩子们为了引起他的注意而大打出手，但他仍然很镇定。有时候，他跟自己的妻子都说不上几句话，甚至不会自己洗澡、刮胡子。H先生接受的心理治疗似乎遇到了瓶颈，没有成功。H先生的家人们越来越担心，主治医生也提醒他们，疲劳性抑郁症的治疗可能会是一场持久战。

H先生的母亲乌特过75岁生日时，他们全家人去了一家希腊餐厅吃饭。在吃主菜时，H先生一直盯着他邻座的盘子看，从邻座的盘子里拿东西吃。最初大家只是有点吃惊，对H先生的行为报以笑声，但很快就变成了不满，因为实在是太奇怪了，H先生似乎不是在开玩笑，他根本不在乎邻座的食物到底属不属于他。

H先生开始放纵自己。他现在根本不洗澡，只有苦口婆心地劝他一番，他才会勉为其难地答应随便洗洗。H先生有时对妻子态度很差，容易发脾气，以前的他不是这样的。他的饮食习惯变了，他购买了大量的甜食，不吃其他东西。除此之外，H先生突然开始沉溺色情网站，一看就是好几个小时，这跟以前的他完全判若两人。他的妻子实在无法忍受了，她收拾好自己的行李，带着孩子们一起从家里搬了出去，而H先生面对妻子离家出走的现实依然无动于衷。

几周后，H先生的哥哥开车送他去看神经科医生。H先生沉默寡言、顽固不化，始终觉得自己非常健康。医生给他做了脑脊液检测，可结果并不明显，于是又将他转到核医学科做正电子发射断层显像（PET）。与MRI相反，这种成像技术不产生大脑的结构性图像，而是产生功能性图像，因为大脑的代谢水平是可见的：进行PET扫描时，病人被注射带有放射性标记的糖，糖会聚集在大脑中需要它的区域，说明这些区域正在工作，而没有糖聚集的区域就是有问题的。医生可以借助计算机程序将整个大脑用颜色标记出来：病变的大脑区域是深蓝色的，健康正常的大脑区域是浅蓝色的。在H先生的大脑中，有许多深蓝色的斑点存在于额叶和颞叶中。他的奇怪举动并不是抑郁症的表现，而是因为他的大脑没有正常工作。医生还给他做了一个MRI，结果显示他大脑的额叶和颞叶均有脑脊液沉积，而这些地方本应该有脑组织，这就是神经退化和细胞死亡的迹象，是额颞痴呆的前兆。如果负责形成我们性格特征和社会行为的大脑区域发生了病变，我们将产生不符合社会要求的行为，不再注重社交礼仪、无视礼节，变得冲动、冷漠，失去同情心和共情能力，改变饮食习惯，并表现出其他令身边人难以忍受的症状。

H先生被转到乌尔姆大学医院接受治疗，因为我们这里有额颞痴呆的专病门诊。他在哥哥的陪同下来做神经心理学检查。我觉得H先生非常有魅力，有时甚至觉得他在和我调情。要不是我听到了他哥哥说的话、看到了检查报告上的描述，我可能会把H先生当作一个健康的"大男子主义者"。他似乎是个善于思考的人，觉得家属们的担忧荒唐可笑，会以积极认真的态度完成我们给他布置的认知任务。H先生出色地完成了记忆任务。在痴呆症测试中，他取得了满分，我根本无法诊断出他有什么问题。只不过他的认知灵活性似乎有限，当他必须同时完成两项任务时，就会遇到困难。最后，我给出了诊断结论：H先生并无明显的认知障碍特征。那么这种疾病也属于痴呆吗？是的！

我的祖母也表现出行为异常，我现在认为这种行为异常明显与"前部区域"有关。由于她的痴呆是脑出血所致，因此给大脑造成了弥漫性的损害，大脑的各个区域几乎都受到了不同程度的影响，包括额叶区。例如，羞耻感产生于额中回和额下回，这是大脑额叶区的一个特殊脑回，当我们因某件事感到羞耻或窘迫时，这个区域会被激活。祖母的这个部位肯定受到了损伤，因为她在患病期间没有任何羞耻感。您会让您的孙女帮您脱衣服洗澡吗？您应该会觉得这种事情很别扭、很不舒服，不是吗？但我祖母却不是这样。她做了一些令人非常尴尬的事情，尴尬到令我难以置信，但她并不觉得尴尬。即使是现在要把这些事情写下来，我也觉得难以起笔，但我认为把这些行为一五一十地写下来，并就此展开讨论很有必要，不应该把这些事情视为不可谈论的禁忌话题。只有这样，我们才能把它们当作痴呆患者日常生活中可能发生的事情，并融入我们的现实生活。

祖母再也找不到去厕所的路了。当我在护理院里陪她或送她回家时，我总是想方设法及时陪她去厕所，但不是每次都能做到。只要我稍不留神，她就会坐在客厅中间的地板上小便。第一次发生这种情况时，我很惊恐，我该怎么办？我该如何对待她？我内心十分挣扎，感到悲伤和沉重，面对这样一个看起来如此无助的人，我心里不由得泛起一股母爱，而眼前这个人曾经于我而言就是母亲一般的存在。我非常害怕她会感到羞愧，害怕我们两个人都无法承受她丧失自理能力带来的痛苦。祖母现在表现得像个小孩子，她和我之间的这种角色转换很有可能会毁掉我们的关系，这一切对我来说真是太难了。

最终我强迫自己冷静下来，拉住了祖母的手。祖母真的不明白自己刚才做了什么。她没有羞愧，也没有痛苦，什么都没有。我把她领进浴室，给她脱衣服，为她洗澡。我轻轻地给她的背打上肥皂，在这个亲密无间的时刻，我的眼泪流了下来。她为我所做的一切，我这一生从这个女人身上获得的所有母爱，现在都将完全颠覆。现在轮到我来照顾她了，这种感觉很真实。

回到H先生身上。"额颞痴呆引起的行为变化"是我们给出的诊断结论。在正式检查中，他的认知障碍仍然不明显，但他表现出明显的行为异常和性格变化，加上明显的"脑萎缩"症状，使得他被确诊为额颞痴呆的概率大大增加。❶我没有作出百分之百肯定的判断，因为要有一定的依据才能将患者诊断为痴呆。我们只有通过组织活检等方式分析完大脑的病程后才能真正下结论。而根据H先生的情况，我们也可以采用基因检测。

H先生的日常生活能力是有限的，这导致他在完成工作任务时犯错的概率增加。这种变化是渐进式的、逐步加深的，意味着H先生无法再回到原来的工作岗位上。我们很有把握地作出了诊断，建议H先生退休。同时，我们为他提供遗传咨询。进行遗传咨询时，具有相应资质的医生会向患者

---

❶ RASCOVSKY K, HODGES J R, KNOPMAN D, et al. Sensitivity of revised diagnostic criteria for the behavioural variant of frontotemporal dementia[J]. Brain, 2011, 134(9):2456–2477.

解释，这种疾病可能是遗传的，患病的概率有多高，我们可以对血液中的额颞痴呆致病基因进行检测。医生会告诉患者，如果检测结果为阳性，可能会影响下一代，因为患者有50%的可能性会将这种基因缺陷遗传给自己的孩子。重要的一点是，患者及其家属需要商讨他们是否真的想要知道这样的检测结果，因为由此引发的后果可能是非常严重的。如果患者的子女不想知道检测结果，以免对疾病产生恐惧，那么这样的家族最好不要做基因检测。事实上，在所有额颞痴呆病例中，有20%~50%的病患有阳性家族病史，也就是说病患的家族亲属中已有人患过神经系统疾病，而患病亲属的症状不一定与患者当前的症状完全相同。如果祖母有"老年痴呆"，叔叔"无法正常行走"，我们也会变得很警惕。在所有额颞痴呆病例中，有10%~15%的病患，其亲属也患有或曾经患有神经系统疾病，而我们发现了一个非常明显的基因缺陷，它就是额颞痴呆的致病原因。最常见的额颞痴呆致病基因是c9orf72基因，该基因在2011年才被发现。

H先生最终接受了遗传咨询。他的妻子一同来接受咨询，看到诊断结果和丈夫的变化，看到他在这种情况下表现得好像漫不经心，H先生的妻子感到很震惊。缺乏疾病认知（已被正式列为额颞痴呆的症状之一）往往使患者亲属难以理解患者身上发生的事情，他们甚至会觉得患者在戏弄他们，仿佛患者做出如此奇怪的举动只是为了惹恼身边的人。

这家人决定让H先生接受基因检测，但不把孩子们牵扯进来。孩子们要自己决定，当他们长大后是否想知道父亲是不是真的患有基因缺陷疾病。H先生同意接受基因检测，但他表现出一种完全无所谓的态度。

8周后，检测结果出来了：H先生确实有c9orf72基因突变，因此可以被确诊患有额颞痴呆。目前我们还不知道病情的发展有多快，只知道病情肯定会进一步发展。目前，发病部位明显位于额叶，病情将继续像燎原之火一样蔓延，H先生在日常生活中受到的限制会越来越多，能够进行的日常活动会越来越少。H先生可以在很大程度上暂时弥补自己的缺陷，让人一眼看过去觉得他是个"正常人"，但很快他就会觉得做最简单的事情都有困难。做饭时，他在灶台前无所适从，因为他发现自己越来越难按照既定的程序做事。他无法从某些想法或行为当中脱离出来，就好像一直在受迫。他可能会产生一种强烈的运动冲动，一秒都坐不住。他在进食时会失去饱腹感，不受控制地把所有东西都塞进自己肚子里。他无法与人正常对话，而且会越来越沉默寡言。最终，他会大小便失禁，此时的他不再因为停止运动感到焦虑，而是变得无精打采、麻木不仁，只想躺在床上。到了晚期，他需要受到全方位的照顾。如果没有人帮忙，他无法洗漱、穿衣、吃饭。他早晚有一天会因病而终，但没有人知道那一天是4年后、6年后还是10年后。神经退行性痴呆是致命的，无一例外。在患者生命的最后阶段，各种复杂的症状相继出现，加上其他临床并发症，往往是患者的最终死亡原因。疼痛、呼吸困难、大小便失禁、反复发烧、营养不良、吞咽困难，以及许多其他难以忍受的症状，始终困扰着痴呆晚期患者及其家庭。

并不是所有额颞痴呆患者一开始都会表现出行为异常。准确地说，有些患者会出现严重的语言障碍，即原发性进行性失语症。一般来说，语言障碍往往是痴呆的症状之一，有多种不同的表现形式，这也体现出人类通过语言交流的能力非常复杂。例如，语言生成与语言理解功能位于不同的脑区。听见话语、检索词与句的含义、整合语法和词形、阅读与书写文字、搜索话语并将其清楚地表达出来，都需要各个脑区之间复杂的神经元网络协调作用。语言是人类的一个基本特征，对我们来说至关重要，无法沟通可能就意味着孤独与孤立。我的祖母让我第一次体验到了什么是语言障碍。

祖母摔倒后，很快就患上了严重的失语症，她只能说些难以理解的只言片语。她想告诉我们一些事情，我们却一个字都听不懂，这种情况真让人难以承受。她在发音吐字方面没有缺陷，说话很流利，语调也很正确，只是说的都不是"真正的"话。我跟她说话的时候，她是不是听懂了，我也不能确定。

我的祖母是一个虔诚的女人，虽然她并不经常去做礼拜，但天主教会始终是她日常生活不可分割的一部分。我记得小时候，当我找不到东西时，祖母经常让我向圣安东尼祷告，这位好心人可能是负责为我找东西的人。当祖母躺在医院里不能正常说话时，在某一个星期天，她的信仰赐予了我一个纯粹的幸福时刻。我坐在她的床边，又一次试着用我的手和脚与她交流，这时她突然开始祷告，是真的在祷告。她说"万福玛利亚，您充满恩典"的时候，发音是如此纯正，没有任何语言上的错误，我不禁感到惊奇。这怎么可能呢？我完全被震撼到了。

随着时间的推移，祖母的病情有所好转，语言能力也得到了提高。虽然她再也不能正常地和我们交流了，但她经常使用的某些短语又出现了，不管什么场合，她总是会说这些话。现在的我很清楚如何评估这种情况，但当时的我只是充满惊讶地接受这一切。没有人能够或愿意向我解释祖母的大脑中到底发生了什么，所以我一直留有这样的疑问，祖母也一样。

额颞痴呆导致的失语症在祖母身上的发展与其他患者不同：一开始很隐蔽，几乎没人注意，随着病情的逐步发展，失语症才成了可怕的"沟通杀手"。开始时，我们可能只注意到她说某个长词的某个音节时会磕磕绊绊，带点轻微的沙哑感，但到了最后，她已经完全无法自发地使用任何口语或书面语表达自己的想法。

额颞痴呆引发的失语症主要有两种形式[1]，基本上几句话可以解释清楚：第一种语言障碍的患者越来越难流利地说话，但他们其实知道自己想说什么；而另一种语言障碍的患者说话很流利，但他们根本不知道自己在说什么，因为他们已经失去了对事物意义的认识。第一种形式的语言障碍被称为"非流利变异型原发性进行性失语症"（nfvPPA）。语音失真、语音混乱、语音阻塞、说话不利索且时有停顿、发音含糊不清、说话声音轻且易被覆盖，这些都是患者自发性语言表达的特征。此外，部分患者会遇到语法问题：使用不正确的动词变位形式，产生句法错误。如果遇到长难句，他们很难理解整句话的意思。这种语言障碍的发展是不可阻挡的，而大脑中其他认知区域可以在很长一段时间内几乎不受影响。这在痴呆症患者中是很不寻常的情况，通常我们不会看到患者的缺陷会像本病例中的语言障碍那样明显局限于一个区域，而是会看到患者的各个认知区域日益受损。我认识一些nfvPPA患者，他们在短短几年时间内几乎完全丧失了语言能力，但他们仍然能够进行所得税申报、规划房屋改造并实施改造计划，还能追求复杂的爱好。

额颞痴呆引发的第二种失语症是"语义变异型原发性进行性失语症"（svPPA）。如前所述，这种失语症的患者失去了对事物意义的认知。渐渐地，他们的世界，无论多么普通，都会缩小变成"正常人"世界的很小一部分。

我们很难想象，一个人失去常识意味着什么。设想一下，一个人面前

---

[1] GORNO-TEMPINI M L, HILLIS A E, WEINTRAUB S, et al. Classification of primary progressive aphasia and its variants[J]. neurology, 2011, 76(11):1006-1014.

放着一盘意大利面，但他却不知道这是什么。熟悉的日常物品变得陌生，就连一支普通的圆珠笔他也认不出来。有这种认知障碍的患者说话很流利，甚至非常健谈，与人谈话时几乎没有停顿，但他们往往无法注意到自己的话语是多么空洞，他们滥用各种套话和短语来填补对话的空白，用粗略的上位概念取代精准的表述。在他们的话语里，所有的锅、容器、箱子和手提包都是"袋子"，所有无生命的物体都是"工具"，他们说不清楚"鱼"和"船"的区别，这被称为"语义缺失"。

额颞痴呆及其典型的亚表型——"行为变异型额颞痴呆""非流利变异型原发性进行性失语症"和"语义变异型原发性进行性失语症"在2011年才被诊断出来，并被详细地描述和定义。当时来自世界各地的科学家们联合起来进行这项工作，使之后的每个医生都能通过明确的标准来检测患者的疾病。这些标准现在成了我们的黄金标准，尽管我们已经知道——仅仅过了几年——不是每个患者都符合这些标准。病症有可能混杂在一起出现，也就意味着行为异常可能与语言障碍同时出现。现实往往比我们设想的要复杂，然而令情况变得更加复杂的是：额颞痴呆拥有完整的疾病谱，根据其病灶在大脑中的位置，我们把这种疾病谱称为"额颞叶变性"（FTLD）。这个谱系还包括各种非典型帕金森病和伴随肌萎缩性侧索硬化症（ALS）出现的额颞痴呆。后者的特点是患者大脑运动中枢的神经细胞逐渐退化，致使患者瘫痪愈发严重，最终死亡。2014年的"ALS冰桶挑战赛"提高了公众对ALS的认识。无数名人在摄像机前将冰水从头浇下，并呼吁公众为ALS研究捐款。这场具有媒体效应的运动火遍了全球。

属于额颞叶变性疾病谱的所有疾病都有可能在同一个患者身上出现，或同时发生，或由一种疾病逐渐转变为另一种疾病，这给我们的诊断带来了巨大的挑战，因为我们不一定总是能够非常准确地将某种疾病诊断为额颞叶变性疾病谱系中的一种，无法一直给予患者满意的答复。随着病情的发展，患者会出现更多困难：神经退行性痴呆不断从其源头扩散到整个大脑。在某些时候，我们的检查很难在临床上区分患有不同形式痴呆的患者，因为所有患者都有行为异常、迷失方向感和健忘的症状，同时又表现出完全不同的痴呆症状。

在我的职业生涯中，额颞痴呆是占据我研究时间最多的疾病。额颞痴呆引起的行为异常和语言障碍发展速度非常快，这种疾病的患者相较于更常见的阿尔茨海默病患者年纪更小，所以更令人印象深刻。额颞痴呆患者很早就需要人照顾，这时候的他们通常刚过完前半生，理论上不需要考虑寿终正寝这回事。额颞痴呆对所有与之相关的人来说都是一种难以形容的挑战，包括从事额颞痴呆研究工作的人员。从细胞角度来看，有很多完全不同的病变都可能是额颞痴呆的病因。因此，研发治疗额颞痴呆的药物是一件特别困难的事。

其他神经退行性痴呆

除了阿尔茨海默病和额颞痴呆外，还有其他类型的神经退行性痴呆，使痴呆的疾病谱系更加丰富。我在学习心理学的过程中，总是会忘记这一点。这些脑部疾病是如此复杂，科学知识的变化是如此快速，以至于我经常觉得找不到头绪，那家属们又有什么感受呢？请允许我在下文中简要地介绍一些其他神经退行性痴呆，即使这些类型的痴呆很罕见，但至少让它们获得应有的关注。

首先是路易体痴呆（DLB），以德国神经学家弗里德里希·海因里希·路易（Friedrich H. Lewy，1885—1950）的名字命名。1912年，他首次证实脑细胞中存在某种蛋白质包涵体（后来以他的名字命名为"路易体"），路易体就是引发帕金森病——俗称"震颤麻痹"的神经退行性疾病——的原因。顺便说一下，当时路易作为访问学者在慕尼黑大学精神病院的一个实验室里工作，这个实验室和爱罗斯·阿尔茨海默工作的实验室是同一个。后来，在阿尔茨海默接到前往布雷斯劳精神病院的电话后，路易跟着阿尔茨海默去了布雷斯劳。

帕金森病与阿尔茨海默病、额颞痴呆一样，病情会不断发展，使患者受到越来越多的限制。帕金森病主要影响中脑的一个区域，该区域受损会导致运动障碍，典型的症状包括：节律性震颤、肌肉僵硬加剧、明显的运动迟缓。患者出现面具脸，嗅觉减退，常伴有情绪低落和抑郁症状。21世纪最著名的帕金森病患者可能是美国演员迈克尔·J. 福克斯（Michael J. Fox），他在20世纪80年代因出演科幻电影《回到未来》三部曲而闻名于世。德国节目主持人弗兰克·埃尔斯特纳（Frank Elstner）也曾公开宣布他患有帕金森病，这一勇敢的举动使得帕金森病重回公众视野，因为一直以来，帕金森病和痴呆都被视为一种禁忌，无人提及。

在路易体痴呆患者体内同样发现了导致帕金森病的脑细胞包涵体，只不过它们在患者大脑中的分布更为分散，并不只集中于运动系统的重要结构中。大多数患者的认知缺陷水平在一天中波动很大，注意力和专注力的波动程度是区分路易体痴呆与阿尔茨海默病的有效标志。此外，患者的记忆力在发病初期往往不太受影响。通常情况下，路易体痴呆的早期会出现视幻觉，而患者对治疗视幻觉的常用药物耐受性很差。帕金森病的一些其他特征是患者睡眠时会表现出某些行为紊乱，如做梦时剧烈运动，对自己拳打脚踢。许多路易体痴呆患者起立或久站时会出现低血压，并会很快失去知觉。最后，很重要的一点是，路易体痴呆的常见症状包括肌肉僵硬加剧、双手静止性震颤、步态向前弯曲、步幅较小、运动迟缓、面具脸，这些症状在帕金森病患者中也很常见。

典型的帕金森病可能伴有痴呆。高龄是患者在病程中出现严重神经心理缺陷的一大危险因素。研究表明，70岁以上的帕金森病患者的痴呆率高达60%，这些研究主要关注的是额叶不同功能的紊乱，如行为规划能力和工作记忆能力。例如，帕金森病患者很难列出购物清单或做饭，因为当他们梳理流程、准备行动时，会觉得难度太高、不知所措。与阿尔茨海默病患者不同的是，帕金森病患者的记忆力受到了根本性的损害：患者可以很好地储存新信息，但不能很好地获取信息。阿尔茨海默病患者辨别不出自己以前学过的东西，帕金森患者更是如此。注意力测试结果显示，帕金森病患者的信息处理时间明显延长，速度大为减慢。

最后，说一个罕见神经退行性疾病的例子，这个例子非常古怪：若干年前，我给一个病人做了神经心理学检查，据她女儿说，就在4周前，她还非常健康。那是一位六十多岁的女士，非常有魅力，我能感觉到她非常焦虑，为她做检查的时候，她非常抗拒，很不配合。据说最近她完全康复了，我觉得难以置信。当时这位女士有着明显的认知障碍，我建议她女儿立即找人来照顾她。后来证实，这位女士患有克-雅氏病，这是一种病情发展非常快速的痴呆，患者通常在一年内就会死亡。克-雅氏病的致病因子是一种蛋白质，被称为朊病毒蛋白，它们在脑组织中不断增殖。当朊病毒蛋白的折叠方式错误时（简单的说法），会破坏脑组织。朊病毒病不仅让人类遭殃，也可能危害动物。甚至有一种克-雅氏病可以作为传染病由动物传给人类。

　　1984年，在英国的一头牛身上首次发现了一种疾病——牛海绵状脑病（简称BSE），后来这种疾病以"疯牛病"之名传遍世界。这种疾病会使牛表现出"发疯"的症状：迷失方向、易受惊、攻击性强，出现日益严重的步态异常、磨牙、频繁舔鼻子，以及对外界影响过度敏感。后来的检查显示，牛的大脑像海绵一样充满了孔。十八万头牛相继患病，它们都是被自己的同伴感染的。疯牛病的迅速蔓延，原因在于一种从病牛身上提取的骨粉，这种骨粉作为饲料添加剂被其他活牛摄入。为了节约成本，人们在加工过程中没有对骨粉进行加热，而加热对于杀死病菌和其他病原体很有必要。1989年，有440万头牛被宰杀。2000年，德国在一头奶牛身上首次发现了BSE。人们对这种可怕的病原体充满了恐惧，几乎上升到歇斯底里的程度：妈妈们甚至禁止她们的孩子吃橡皮糖，因为它们可能含有来自BSE病牛的凝胶。这种恐惧的出现是有原因的：1985年，首次在人身上发现了疯牛病。研究人员认为，是人们食用患病奶牛的肉导致了牛传人的现象。疯牛病被定义为"变异型克-雅氏病"，现在英国已有超过177例疯牛病患者档案记录。这些患者平均年龄28岁，在2年内全部死亡。全世界还有51例疯牛病患者记录在案。研究人员认为，这种食源性朊病毒传染病在未来还会继续出现，因为感染和暴发之间可以间隔几十年。

　　欧洲的疯牛病危机相对来说不算太严重，现在几乎没有疯牛病病例了；牛肉可以放心食用，没有人再担心疯牛病问题。然而当年疯牛病引发了欧洲最大的食品丑闻之一，并且未来几十年内，仍会有人因变异型克-雅氏病而死。

　　除此之外，还有一些其他类型的神经退行性痴呆，因篇幅有限，不再一一介绍。通过上文的简介，我想向大家说明的是，痴呆的类型多种多样。痴呆有许多不同的症状，可以由大脑中多种不同的病变引起。各种痴呆并不总是界限分明，而且症状和基本病理也有重叠。研究人员仍在不断发现不同痴呆的新变体，发现以前未知的病因，并不断调整通用的定义和疾病分类。到目前为止，神经退行性痴呆仍无法治愈，尚有巨大的研究空间。我有理由相信，我们最终会找到缺失的拼图，解开痴呆之谜。我也相信，我们最终能够治愈某些类型的痴呆。就目前而言，我们必须怀抱这样一种心态，即我们只能尽可能以同情和尊重的态度面对痴呆患者，陪伴他们，并且在这个过程中不要迷失自己。

血管性痴呆

现在让我们来谈谈非退行性痴呆。继阿尔茨海默病之后，血管性痴呆是第二种最常见的高龄痴呆，有10%~30%的痴呆患者患的是血管性痴呆。血管性痴呆包括所有非神经退行性、由影响大脑血管的疾病（即脑血管病）导致的认知障碍引发的痴呆综合征。

科学新发现层出不穷，对于血管性痴呆的分类必须不断被审查和调整。根据英国纽卡斯尔大学拉杰·卡拉里亚（Raj N. Kalaria）教授的说法，现在共有六种类型的血管性痴呆。[1]第一种：认知障碍，包括因血管栓塞或大脑血管的其他病变导致的严重中风和脑梗塞后的日常生活技能下降。第二种：多梗死性痴呆。第三种：关键部位梗死性痴呆，如在丘脑区域发生的梗

[1] KALARIA R N. Neuropathological diagnosis of vascular cognitive impairment and vascular dementia with implications for Alzheimer's disease[J]. Acta Neuropathologica, 2016, 131(5):659-685.

死，丘脑是大脑中一个重要的控制中心，也被称为"意识之门"。第四种：心脏骤停或心肌梗死引起弥漫性损害后痴呆。第五种：脑出血后痴呆。第六种：血管病变引起多重损害后痴呆，血管病变常与阿尔茨海默病一起出现。

因此，血管性痴呆包括多种差别极大的疾病，它们以不同的方式影响大脑血管。大脑血管的物质沉积、收缩或堵塞可导致不同程度的中风、出血和神经细胞死亡。轻度中风——祖母用她的施瓦本方言称为"Schlägle"——常常悄无声息地就开始了，就连短暂的身体不舒服和轻微的头晕都没有。如果这些偶然发生的事件随着时间的推移不断积累，人就会突然"崩溃"。日复一日，痴呆症状会越来越明显，病情也会逐步加重。

血管性痴呆常伴有独特的临床特征，这些特征相比阿尔茨海默病更加多样化，因为它们会因病变脑区的不同而有不同的表现形式。即使在患病的初期，患者也会出现步态障碍：走路时步子很小，颤颤巍巍，站立不稳，经常摔倒。膀胱控制也会因受到干扰而出现急迫性尿失禁，这一症状也出现得较早。根据大脑受损的位置，也可能出现瘫痪、语言障碍或吞咽困难等症状。此外，与阿尔茨海默病患者相比，血管性痴呆患者的人格改变、缺乏动力和情绪波动表现得更频繁。患者的认知速度普遍下降，这一点非常明显，患者需要更长的时间来理解事实，他们的反应越发迟钝。虽然不是每个患者都会有记忆障碍，但确实有患者存在这样的问题，思维障碍、注意力不集中以及空间想象力障碍也是如此。

事实上，导致血管性痴呆的最大风险因素已有明确说明：高血压、心脏病、糖尿病、胆固醇水平升高、肥胖、缺乏运动和吸烟均会加快血管疾病的产生，进而引发血管性痴呆。

现在看来，我觉得祖母在出事前就已经患有血管性痴呆了。从我记事起，她就有高血压，而且非常信不过家庭医生开的药，换句话说，她的高血压多年来一直没有得到有效的治疗。我还记得她以前从医生那里回来时总是骂骂咧咧的，她瞪大眼睛看着降压药的说明书，觉得很不切实际，然后把它们都扔进垃圾桶。她给自己买了一些草药，试着按照月相来生活。现在当我想起她有时会因为"月亮的位置不对"而不让我洗头时，我仍然会会心一笑。全世界的祖母都是最棒的！不幸的是，祖母的血压总是太高，她当然不知道这有多危险。终于有一天，她决定不再去任何地方，因为她总是担心自己不能及时找到厕所。她老是拖着鞋走路，容易被地毯绊倒，注意力不集中，看起来很迟钝。

祖母的病当时没有被诊断出来，所以我们只能猜测。痴呆有许多不同的类型：阿尔茨海默病、额颞痴呆、路易体痴呆、帕金森病、血管性痴呆，但这些绝不是全部。混合性痴呆也很常见，特别是在高龄老人中尤为明显。混合性痴呆指的是患者同时患有阿尔茨海默病和另一种可引发痴呆综合征的疾病，而阿尔茨海默病常与血管性痴呆伴随出现。研究表明，至少有20%的痴呆实际上是混合性痴呆，即便如此，这一切仿佛还是不够复杂。

无论患者最后患上何种形式的痴呆，在刚患病的时候，患者都会发生一些不引人注意的变化，而这种初期的变化往往不会马上被当作痴呆症状。痴呆的征兆具有分散、难以捉摸、不明确的特点。如何识别健忘并不只是由正常衰老引起的呢？当患者表现出与记忆障碍完全不同的症状和/或因为年纪太小而无法被确诊为痴呆时，如何对患者的变化进行归类呢？什么时候该去看医生？挂哪一科会得到最好的治疗？类似这样的许多问题对许多患者家庭来说是最紧迫需要得到解决的，这些问题甚至在患者确诊之前就已经出现了。我想在接下来的章节中讨论这些问题。

第三章

只是健忘还是已经痴呆了

　　我的祖母是一个身材娇小的女人，有一头灰色的卷发，经常穿着蓝色花纹的围裙。有时我闭上眼睛，深深地吸一口气，仿佛还能闻到她身上那淡淡的古龙水味道——直到现在，我仍然觉得她还陪在我身边。在我的记忆里，祖母经常在厨房里忙活，她的缝纫机放在餐桌上，烤箱里放着多汁的烤肉。她看着我和弟弟，嘴角溢出微笑。我认识的所有祖母这一代的妇女都很勤劳，祖母也不例外：做饭、烘焙、缝纫、织衣服、洗衣服、打扫房间，她样样都会。她还打理着一个种着苹果树和榛子树的大花园，几乎没有休息过。从1999年起，她才会看一看最喜欢的主持人君特·耀赫（Günther Jauch）的电视节目《谁能成为百万富翁？》。

　　我在中学毕业之前，几乎每天都和祖母在一起。我和她相处非常自然，就像和父母还有兄弟姐妹相处一样，我从来没有想过她会变老。2005年，我高中毕业，去雷根斯堡上大学，那是我第一次离开家，只能周末回去看望祖母。这也是我生命中第一次要间隔较长一段时间才能见到她，每次看到她，我看她的眼神都不一样，因为我突然发现祖母变了。

　　我仍然清楚地记得，在我上大一那年，我和祖母又有很长时间没见了，我和她一起去一家食品折扣店买东西。买食物是祖母每周都要做的事情，这对她来说只是一项常规的任务，但我陪她去采购的那次，她却备感压力。在她把购买的东西放到收银台传送带上的时候，我就感觉到传送带的速度对她来说太快了，因为收银员已经用扫描仪将商品全部扫了一遍，当收银员最后告诉祖母要付的金额时，她还没有把所有商品放回手推车，她已经完全不知所措了。她慌慌张张地摸索着自己的钱包，从里面拿出借记卡，手抖得很厉害，最后我不得不帮她"缓和"局面。在那一刻，我第一次意识到她老了。她什么时候瘦了这么多？衣服穿在她瘦弱的身体上显得很大。皱纹在她的脸上划出深深的沟壑，她的脸色很苍白，我以前从未注意到这些事情。我挽着祖母的胳膊，送她上车，我的心情变得很沉重。

过了一段时间，祖母有一次停车后忘记挂驻车挡，汽车被撞坏了：车子从她的车库滚到院子里，撞到了一扇门上。之后又发生了一些比较严重的事情，她决定再也不开车了。这些事情我都知道，但我什么都没做。在那段日子里，祖母也不像以前那样操持家务了，家里没有我小时候那么干净了。也许这一切对她来说已经是一种负担？也许她并没有看到家里这些污垢？没有人想过这些问题。

现在，我会把所有这些所谓的"小事"看作祖母当时已经不再完全健康的标志。如果当时的我已经有了现在的想法，我肯定会带她去看医生。然而，在那个时候，我根本不会想到这一点。

什么时候该看医生

在一生中，人的心理与生理状态从来不是一成不变的，且个体差异很大，取决于遗传因素和环境因素，如教育、生活方式以及运动水平。我敢说，活到最后，每个人都有过一些不太严重的机能缺失症状，它们会影响我们一段时间，但（理应）不会一直影响我们。我不排除自己也有这样的情况，因为我时不时会在自己身上观察到这样的机能缺失现象——这不是因为年龄，而有可能是因为严重的睡眠不足，那时我表现出来的症状和祖母几乎是一样的：我遇到一个老同学，却怎么都记不起他的名字；读完一段文字，我却不知道这段文字说的是什么；一周之内有十次找不到我的车钥匙在哪。这些事情都是真实发生的，而且它们的发生是完全合情合理的。我们的大脑不是电脑。我们是人，我们的状态有好也有坏，我们不可能随时随地都展现出相同的能力。最重要的问题是，找词困难、注意力不集中以及记忆问题何时会越过这种"表现失常"的界限而成为一种疾病？

在我工作的神经病学门诊部，我见过各种各样的人来看记忆门诊。他们中有些人的"各个器官"都很健康，但他们担心自己正在遭受痴呆的困扰。这些人往往刚刚退休，几十年来一直辛勤工作，一时难以应对生活环境的改变。他们觉得自己不再"被人需要"，显得很抑郁消沉。如果患上严重的抑郁症，就会引发真正类似痴呆的病症，但是抑郁症如果可以得到有效治疗，这种"假性痴呆"就是可逆的。然而，有一些患者很晚才来看医生，他们就诊的时候，已经几乎可以百分百确诊为痴呆了。我记得有一位男性，他的孩子跟我们约好了看诊时间。我先和他的妻子聊了聊，她并没有注意到丈夫身上的任何变化。她觉得他们的生活很平静，她的丈夫在日常生活中也一切正常。患者本人也向我保证自己一切正常，他不明白为什么孩子给他安排了这次看诊。我首先问了他几个很常规的问题："今年是哪一年？""1992年"，他回答说，答案与实际年份相差差不多三十年。他也不能准确地告诉我月份、星期几和季节。"我们现在在什么地方？"他只是喃喃地说："我不知道。""你的孩子叫什么名字？"他没有反应。无论我问什么，他都不知所措，胆怯地笑着，在椅子上不安地晃荡着。我给他布置了一项记忆任务，让他学习单词，把单词复述出来，但他完全做不到。最后，我决定和他的孩子们聊一聊。他们跟我说，父亲几乎已经完全忘记他以前熟悉的环境，无法正常交流，处理日常的个人卫生也需要人帮忙，这跟他妻子之前告诉我的情况完全不同，也与他退休前曾是一名医生的事实完全相反。

我在安排进一步检查之前，就已经很清楚，这个男人很可能患有痴呆。在这种情况下，我想起了自己的经历：以前我也没有注意到祖母的变化。当我们与某个人关系亲密时，要注意到他们的认知缺陷可能特别容易，也可能特别困难。我非常爱我的祖母，我不想看到她越来越虚弱，我们的角色开始转换，突然间，我感到有一股冲动，我想保护她脱离这个她再也无法应对的世界。我对这个女人有着近乎母爱般的感情，但其实是我想再次得到她母亲般的照顾。

在患者无法正常进行日常活动时就应该去看医生，以弄清楚患者到底是不是患有痴呆。痴呆起初并不引人注目，它不断地潜滋暗长，直到某一天再也不能被忽视：有一个勤劳的修理工，他总是喜欢把空闲时间花在他的车间里，自家房子的小型维修基本上都是他自己完成的，但现在他必须想办法记住那些习以为常的操作技巧，原本他闭着眼睛都能熟练操作，现在却手忙脚乱、乱七八糟；有一个富有激情的业余厨师，她脑子里有无数食谱，家里的书架上摆了很多异国风味的食谱，但现在的她更喜欢做简单的菜，而且会做的菜就那么几个，她不想让自己感到不堪重负；有一位退休的金属制造业老板，虽然他多年前就把公司转给了自己的儿子，但他仍然每天工作以支持公司的运营，而现在的他必须在他人的照顾下工作，否则他可能会让自己陷入危险之中。

认知缺陷并不只局限于某个年龄段的群体，它们会夺走我们正常生活的能力。不管认知缺陷的背后是不是某种神经退行性疾病，是无法阻止的可怕的渐进式脑细胞死亡，还是暂时性的原因，这都不是重点。无论是哪种原因引起的认知缺陷，看医生都是有用的。如果真的患有神经退行性痴呆，那么尽早诊断是非常重要的，至少可以用我们目前已有的手段在一定程度上延缓病程。

修理工、业余厨师、金属制造业老板——我们通常认为他们都是"老"人，无论人们如何定义"老"这个形容词。处于生命最后阶段的人，仅仅因为年纪大了，就有患痴呆的高风险。但是，如果我们的伴侣、儿子、女儿、父亲、母亲、兄弟、姐妹在远未达到人们预期的出现认知缺陷的年龄时，就已经表现出认知缺陷，我们该怎么办？这时评估可能与痴呆有关的变化又有多大的难度呢？

年纪轻轻就患有阿尔茨海默病

60岁之前患上痴呆的人表现出的症状往往不同于年龄更大的患者，并且他们患上额颞痴呆的概率高于阿尔茨海默病。正如前文所述，行为异常、人格变化和/或语言障碍，以及其他一些极其常见、无法迅速正确归类的症状都是痴呆发生的标志。想象一下，您的伴侣最近拒绝社交的频率越来越高，不想接受和朋友一起吃晚饭的邀请，和您沟通变少了，整个人似乎都不在状态。这时您会不会怀疑自己的伴侣患上了痴呆呢？或者说，您是不是更有可能联想到抑郁症或者关系问题呢？如果您身边有人出去度假

3个星期，回来后笑着告诉您他没洗过一次澡，您会怎么想？您的脑海中真的会出现"痴呆"这个词吗？或者您会不会认为这是一种特殊的心理状况，是一种精神崩溃，抑或是一种生活危机？如果有条件的话，许多刚患上额颞痴呆的患者首先接受的是精神病治疗。然而，这样做的前提是：在患者生活的环境里，有人说服他去看医生。患者自己往往察觉不到问题，感觉自己很健康。

痴呆患者还具有以下特点：患者的变化是不知不觉开始的，随着时间推移逐渐增加。通常情况下，雇主和同事也会注意到一些问题——患者不再像以前那样能干，老是在工作中犯错，即使他们在工作以外的其他方面没有表现出记忆障碍或其他类似症状。诊断为额颞痴呆必须具备的症状包括但不限于：社交行为异常、做事粗心草率、缺乏动力、失去同情心和共情能力。所有这些行为表现都很难单独进行准确的评估。当饮食习惯发生变化时，人可能会变得敏感多疑。许多患者对甜食产生不可控制的欲望，或者他们只想吃某些食物。几年前，我遇到过一个年轻女子，她只吃鸡蛋、香蕉和酸奶。有的额颞痴呆患者的家属不得不把厨房锁起来，以免患者把找到的食物都往自己肚子里塞。

额颞痴呆是一种发生在额叶和颞叶的神经性脑病。在这两个区域，大脑物质的损失越来越多：脑回变平，脑沟变宽、变深。如果一位细心的医生将有行为异常的患者转交给放射科医生，以获得"大脑图像"，他就会意识到患者的行为变化可能不仅源于精神疾病，也源于神经疾病。

近年来，我已经为数百名疑似额颞痴呆患者做过检查，然而总有一些病例的确诊很困难、很耗时。例如，有一个这样的病例：一位治疗师在2019年年中首次来我们的大学门诊部看诊，她不到60岁。我跟她私底下认识，也许这就是为什么我会有偏见，不想给她下诊断结论，因为任何诊断带来的后果都和痴呆一样影响深远。

在大学附属医院神经科的无菌检查室里，这位治疗师坐在我面前，我穿着医生服，她一副愁眉苦脸的样子，我们两个人在这个检查室里都扮演着看起来如此奇怪、如此不合适的角色，这让我很心碎。这位女性一直是个很有魅力的人，但现在的她看起来就像一个幽灵：不修边幅的外表，耷拉着脑袋坐在椅子上，几乎没有办法直视我的眼睛。她的丈夫跟我说，3年前，在他们最小的孩子搬出去后，她就出现了明显的睡眠障碍。那时候，她非常恐惧，那是一种近乎荒谬的恐惧，她在这种恐惧中迷失了自己，她总是担心她的家人。随后她看过无数次医生，接受过无数次治疗，病情却没有任何改善。她一直很不耐烦，情绪不稳定，总是过不了多久就会停止药物治疗。当时我偶然碰到过她，并没有发现什么特别令人担忧的地方，她一直都很严肃。抑郁症现在很容易治疗，我当时并不担心这个问题。

但现在的情况已不同于当时。这位治疗师再也无法应付她的日常生活，她甚至酿成了几次小型车祸，她面对家务活也很吃力，出现了一些行为异常，仅根据这些现象，我们难以诊断她是否患有抑郁症。随后我们对她进行了神经心理学检查。我采用了多种方法测试她的记忆力、注意力、解决问题的策略和思维，测试结果令人沮丧：与相同年龄、相同受教育程度的健康人相比，她在所有认知领域检查中的表现都远远低于平均值。她甚至无法告诉我她孩子的出生日期，但我仍然认为她的症状与精神疾病有关，这是一种由严重的抑郁症导致的"假性痴呆"。我希望她得的是假性痴呆，因为这意味我们可以治愈她的病。

这位治疗师随后又进行了无数次的治疗尝试，包括在精神病院接受住院治疗，但她的病情一直在变化，而且这种变化相当惊人：患者出现了"思维障碍"。例如，她可能好几个小时都无法从某些想法中脱离出来。她失去了正确判断社交距离的能力，总是轻率地向完全陌生的人提出非常隐私的问题。她为不合理的事情花了很多冤枉钱，她的共情能力下降了，显得非常冷漠、毫无感情。她的身体也发生了变化：平衡感变差、步幅变小、经常摔倒。

所有这些症状都表明她患的是额颞痴呆，但我不想下这个结论。这个女人与我如此亲近，她不可能是我多年来一直研究的痴呆患者。额颞痴呆很罕见，每10万人中只有3~5人患此病，但所有这些症状都是强有力的证据，更何况她的MRI扫描结果也显示她患有明显的额叶脑萎缩。

现在我们已经接受了她的诊断结果。病情的发展速度如此之快，以至于在确诊后不到一年的时间里，她就被送进了护理院，在那里她得到了家人和护理人员的精心照料。

哪位医生是最合适的

我在农村长大，在这样的农村地区，医护体系与大都市不同。在我上大学之前，我对大学附属医院，甚至是神经病学专家设立的"记忆门诊"一无所知，遇到任何医疗问题，家庭医生是我们的第一联系人。然而，如果患者疑似患有痴呆，家庭医生能提供的帮助很有限——他们必须将患者转给对神经疾病有更深入了解的专科医生。可事实是，患者一次又一次地抱怨，这种情况并没有发生。医生只是经过粗略的筛检，几分钟内就给出痴呆的诊断结果，但给不出更详细的说明。医生会开一些常见的"抗痴呆"药，但只是做做样子，患者也不会问吃这些药是不是合理，能不能治病。除此之外，医生不会和患者沟通其他的辅助治疗措施，更不会开方子让患者去做其他治疗。

这当中存在的问题很明显：在这种情况下，患者和家属都没有得到很好的照顾。但是，即使是私人医院的神经科医生，也不可能总是为患者做一切力所能及的事情，尤其是在症状并不是"典型"阿尔茨海默病症状的情况下。而且神经科医生往往对较罕见的神经退行性疾病缺乏经验，他们只能勉强地提出治疗和护理建议。医生对某种疾病的专业度越高，他对该疾病的了解就越多，他能传递给患者的信息就越有用。在我看来，诊断过程最重要的是给患者提供关于疾病的不同信息。一旦明确了患者所患的到底是哪种痴呆，最能帮助患者及其家属的做法是向他们解释清楚诊断结果，包括：这样的诊断结果意味着什么？这种病的病情会如何发展？有哪些治疗方案？作为患者家属，应该采取哪些预防措施？他们从哪里可以获得其他帮助和支持？医生必须将上述这些基本的问题解答清楚，绝不能对诊断出痴呆的患者置之不理。祖母生病时，作为家属的我是多么无助啊！哪怕医生只是向我解释清楚了祖母的病到底是怎么回事，对我的帮助也会很大。

为了诊断一个人是否患有痴呆，有必要对其进行一些检查。进行的检查越多，医生就越有把握作出准确的诊断。根据我目前的经验，除了咨询私人医院的神经科医生或精神科医生外，患者还可以去提供痴呆咨询服务的大学附属医院神经科或精神科门诊。为什么要去大学附属医院呢？因为科研是在大学里进行的，这里的医生最容易接触到前沿的科学知识，参与前沿研究。痴呆研究是一门相对来说比较年轻的学科，仅仅发展了30~40年。截至目前，神经退行性痴呆，如阿尔茨海默病和额颞痴呆仍然无法治愈，人类甚至无法阻挡它们恶化的脚步。全世界的科学家都在研究这个问题，探索大脑中最基本的病理过程，寻找可以作为治疗药物的活性物质。科学家之间建立了良好的沟通网络，进行了多样化、跨学科的合作，从而使他们的知识成倍扩增。希望有朝一日我们能够治愈这种"常见病"。

那些在大学附属医院做检查的患者，通常会被问及是否同意将他们的检查数据用于医学科研。我们接触过的部分患者一开始会表示抗拒，"我不想做小白鼠"是我们经常听到的回答。这绝对是一种误解，因为德国的法律非常严格，而科研的道德准则非常高，绝对没有人会在违背自己意愿的情况下被"研究"。参与研究始终讲究的是自愿原则。即便某个患者同意参与研究，他也拥有随时反悔的权利，并且不需要给出任何反悔的理由。普通门诊的科研意味着患者的检查数据只会被用于观察性研究，这些数据是根据严格的数据保护条例收集的，完全匿名，无法追溯到患者本人。观察性研究可能与患者个人的利益并不直接相关，但对科研具有不可估量的科学价值。利用现有的数据，科学家能够准确掌握诸如痴呆等无法治愈疾病的病理，进行分析，然后找到可取的药物治疗方法和用药位置。每一个愿意将自己的数据用于科学分析的患者，都为我们最终能够治愈痴呆等疾病做出了无比重要的贡献。然而，我们不能让任何患者在这个过程中觉得自己是一只"小白鼠"，只有在缺乏透明度而令患者产生不信任感的时候，在医生没有心平气和地与患者及其家属沟通的时候，在患者没有时间充分考虑是否参与科研的时候，才会发生这样的事情。

除了观察性研究外，许多大学附属医院还会进行治疗性研究。如果某种新发现的活性物质大有潜力（即可以对某种疾病产生重大疗效），研究者们就会计划并实施所谓的临床试验，试验结束后，会进行正式的药物批准和上市。同意参加这种临床试验的患者会在规定的时间内服用这种新型药物，目的是明确该药物的安全性和有效性，上述整个过程对进行试验的医院和患者来说都是极其昂贵的。患者的安全必须得到保证，必须始终接受严密的医疗监督。对于像痴呆这样的疾病，临床试验往往意味着巨大的契机，因为目前尚不存在能够阻止痴呆病程的有效药物。

痴呆的诊断过程

首先，必须给患者的症状命名，应始终由专科医生作出诊断。另外，患者千万不要独自前来看诊，如果可以的话，必须有家属或其他关系亲密的人在场。为什么？因为患者可能没有注意到自己所有的变化，甚至有可能完全没有意识到自己得了病。为了作出准确的诊断，我们作为医务人员需要尽可能多的信息。我经常遇到这样的情况：陪患者看病的人可能会有所保留，不够坦诚，甚至会掩饰患者的缺陷，因为他们不想伤害自己身边的人。我们不会每次都注意到这一点，也不会一直那么敏感，能够恰当评估这种情况。因此，作为患者家属，一定要有勇气，一定要坚持与医生单独交谈。一般来说，医生会分别与家属和患者进行面谈。重要的一点是，家属们应该让自己感到舒适并坦诚相待，只有这样，我们才能为患者提供最好的帮助。

医生面谈、身体检查和神经系统检查都结束之后，接下来是神经心理学检查。神经心理学作为心理学的一个分支学科，粗略地说，它研究的是大脑中各结构与行为之间的联系，主要是大脑损伤和由此产生的行为限制之间的联系，一个典型的例子就是中风。根据中风发病的大脑区域，病人会出现某些缺陷。神经心理学家检查不同的认知脑区（记忆力、注意力、语言、信息处理速度、逻辑思维等），并将可能出现的认知缺陷与已经发生的脑损伤联系起来。痴呆的诊断过程也是如此。每种类型的痴呆都或多或少与特定的认知缺陷有关，也就是说，痴呆有一定的"神经心理学特征"，这些特征在医疗检测中会表现得很明显。神经心理学家会将患者在每项测试中的回答与同年龄、同教育水平的正常人进行比较，以判断受试者的表现是否处在平均水平。

第一批检查做完之后会进行血常规检查，排除神经退行性痴呆以外的其他可能原因。此外，还应该拍摄"脑部图像"，并关注以下问题，如在图像中能否看到脑物质的减少？究竟哪些区域发生了病变？我们是否可以看到其他脑损伤的迹象，例如血管成分异常的情况？是否有其他痴呆以外的病变需要我们注意（如脑肿瘤）？如果可以的话，MRI应该是首选的成像工具，因为它的图像比普通CT要精确得多。但普通CT也有优点，特别是对那些管道狭窄的患者来说，做CT比做MRI花费的时间更少。部分患者担心MRI会和X射线一样有害，但这些担心完全是多余的。理论上，MRI检查可以根据需要重复进行。只有在使用造影剂时，才必须先排除患者具有过敏反应的可能性。

另一项许多患者非常信任的检查是脑脊液检测，它现在是痴呆评估的标准程序之一，具有极大的诊断价值。当然，这项检查并不是一项令人愉快的体验：医生将一根细针管从患者腰椎部位刺入背部，使脑脊液滴出。由于针头非常细，而且事先进行了局部麻醉，大多数患者穿刺时几乎没有任何感觉。穿刺后也不需要对患者进行长期监测，患者保持躺卧姿势约半小时就可以走动了，其间要喝足够的水，以便被抽出的脑脊液能够迅速得到补充。腰椎穿刺后也没有特别的行为规定。我们的神经科门诊主任总是建议患者在穿刺当天不要踢足球，所以他的诊室里常常传出一阵阵笑声，因为这个建议对大多数年长的患者来说根本不会成为限制。

根据不同的情况，可能还需要做其他检查。如果有帮助医生进一步了解病情的可能，则要单独安排其他检查，这些检查包括：脑电图（EEG），借助头上的电极测量脑电波；已经提到过的PET，这种成像技术可以使体内的新陈代谢过程清晰可见；此外，基因检测也有用，某些形式的痴呆可由基因突变引起，因此会遗传给下一代。如果怀疑是基因突变引起的痴呆，第一步是进行详细的遗传咨询，向患者阐明基因检测的利弊，因为患者知道家族中可能存在某种遗传病，肯定会有很大的心理压力。如果患者同意做基因检测，只需抽取少量血样，然后将样本送到最近的人类遗传学研究所进行分析即可。

多数情况下，向住院患者解释诊断结果是很有意义的，因为这样可以于很短的时间内在同一地点完成所有的工作，而且对病情发展过程中需要做的其他检查都可以自行安排时间。住院治疗结束后，医生要么即时，要么在之后复诊时和患者详细讨论检查结果，解释诊断结论，计划下一步采取的治疗措施。

特别是在神经退行性疾病的初期，即使经过详细的检查，仍会有许多问题得不到解答，以至于医生不能明确地作出诊断，只能猜测。经常会发生这样的情况：患者在临床上，即从他们的行为和外表上看似乎患有某种痴呆，但MRI检查结果却看不出来是痴呆，也就是说，没有看到患者大脑萎缩的迹象。在这种情况下，必须考虑患者表现出的痴呆症状是否源于精神疾病，也就是说，要确定患者患的是不是神经退行性疾病。所以，我们一直都建议疑似痴呆患者在6~12个月后进行随访检查。如果患者表现出来的缺陷确实是由神经退行性痴呆引起的，那么患者在随访检查中的表现通常会比初次检查时更差。根据定义，神经退行性痴呆的症状是逐渐加重的。如果医生无法准确给出诊断结果，患者也可以寻求其他医生的意见，他们有权这样做。如果对诊断结果存疑，患者不要害怕请教其他专家。

在我看来，如果没有影像学检查结果，医生不应该轻易地作出痴呆的诊断，必须考虑所有可能的病症，这一点极其重要，因为被诊断为痴呆对患者的影响是非常深远的。想象一下，如果您被确诊为痴呆患者：您也许会立即放弃您的工作；别人会质疑您的驾驶能力，您不得不放弃开车；您的保险不能再续保；对未来的恐惧会使您疲惫不堪；您身边的人会用与以前不同的方式对待您；您有可能会觉得不再被人重视。一年后您会回来找我们复诊，到那时您会有什么感觉呢？

除此之外，还有这样的情况：患者并没有表现出任何明显的症状，却在不经意间诊断出了额叶脑萎缩。遇到这种情况，也建议医生谨慎行事，只有时间才能解决问题。事实上，MRI会显示出"先天性"异常，这意味着"患者"的大脑从出生起就看起来"有点萎缩"，但这对他的精神状态不会有任何影响。

只有通过证明基因突变或证明大脑在细胞水平上的病理变化——即在患者生前进行组织活检或患者死后进行尸检——医生才能作出百分之百确切的诊断。在此之前，有关痴呆的所有诊断始终只是一种"概率性诊断"，始终会存在一些不确定性。

遗传因素

几年前，我给一位大约七十岁的患者A.F.做了检查，她以前是一名工业部门的高级职员，被诊断出患有肌萎缩侧索硬化伴额颞痴呆（ALS+FTD）。这位患者大老远来到我们医院，为的是听听不同医生的诊断意见。她表现出明显的肌无力和口齿不清，这显然是ALS的症状。患者儿子也在场，他说自己的母亲性情大变，家里大小事都撒手不管，"只围着自己转"，她已经习惯了每天都做一模一样的事，这样才不会出乱子：10点整，她要喝一杯酸奶；12点整必须给她准备好午餐，"否则会大吵大闹"。不该笑的时候她会笑，不该哭的时候她又会哭。她有记忆障碍，看起来糊里糊涂的。家属还带来了支持痴呆诊断结论的影像学结果，所以我们没有理由认为痴呆是误诊。最后我询问了患者父母和兄弟姐妹的情况："以前或是现在有没有人表现出与患者类似的症状？"我听到的回答让我无言以对。

患者的儿子说，他的外祖母也有类似的症状，已于1952年去世，年仅55岁，并没有正式确诊。他的外祖母在1928到1943年间生了10个孩子，A.F.女士是其中之一，有4个孩子在襁褓中夭折。现如今，在剩下的6个兄弟姐妹中，有4个人患有痴呆，其中A.F.女士的哥哥与A.F.女士的症状相似，而另外两人没有肌无力症状。同时，这个家族一共有14个孙子和外孙，都是在20世纪五六十年代出生的，他们中已经有一人刚五十出头就"暴发"痴呆了。在家属的要求下，我们安排了人类基因检测，果真发现了一个基因缺陷，这个缺陷就是上述家族痴呆的病因。后来，我们还对患者的一个弟弟进行了检查，发现他也携带了这种基因缺陷。

多年来，这个家族一直陪伴着我的工作，我很感激能够认识他们中的一些人并给予他们一些支持。他们知道我无法治愈他们的病，但他们却愿意接受科学评估，以便我们能够通过他们的家族史了解更多关于ALS和FTD的信息。尽管这个家族不得不忍受巨大的痛苦，但他们想的却是要帮助自己的后代，这在当时给我留下了深刻的印象。

上述案例当然很罕见，因为神经退行性疾病在大多数情况下不是由基因决定的，尽管如此，医生也无法完全排除这种"遗传因素"，在医院的日常工作中，我们也经常与遗传因素打交道。

您知道由奥斯卡奖得主朱丽安·摩尔（Julianne Moore）主演的电影《依然爱丽丝》（*Still Alice*）吗？这是一部感人的电影，讲述了一位五十岁出头的妇女患有遗传性早发型阿尔茨海默病的故事。到目前为止，已知有三种不同的基因会导致平均年龄在40~60岁的人患上阿尔茨海默病。在所有病例中，只有约1%的病例是完全由基因决定的；此外，还有一种基因变异只增加罹患阿尔茨海默病的风险，而这种基因变异往往发生在高龄老年群体中。19号染色体上的载脂蛋白E（ApoE）的基因在人群中会出现不同的变体（ApoE2、ApoE3、ApoE4）。一个65岁的人一生中患阿尔茨海默病的风险仅为9%，除非他有ApoE4变体，在这种情况下，患病风险会增加到29%，全球总人口中有多达四分之一的人携带ApoE4变体。

如前所述，额颞痴呆也可能具有遗传性。10%~15%的患者可能有致病的基因缺陷，c9orf72突变是最常见的基因缺陷，约占所有家族性额颞痴呆病例的25%。此外，还有一些其他基因会触发这种疾病，并且不排除目前未知的某些基因成为致病因子的可能。

一定比例的痴呆病例可以由基因决定，这让很多人感到害怕，他们很担心自己有可能把某种基因突变传给孩子，这种情况发生的概率为50%，目前还不清楚痴呆究竟何时会暴发以及是否会暴发。

在进行基因检测之前，先要进行上文提到的详细的遗传咨询，以确保患者的家庭知悉最终的检测结果可能意味着什么。如果患者被检测为阳性，即存在基因突变，患者将自行决定是否将这一结果告诉自己的孩子。如果选择让孩子们知道，他们就必须承受自己携带这种遗传病患病基因的可能性。大多数患者的后代决定不做检查，因为检查结果起不了直接的治疗效果——现在根本没有治疗痴呆的药物，提前了解这种疾病可能只会引起恐惧。然而，就我个人而言，我的看法有些不同，希望您也能发现这种基因检测中蕴含的机会，例如，如果有人知道自己的基因状况并且参与到观察性研究中，那么一旦发现了能治病的活性物质，医生就可以专门接触这些"基因携带者"并为他们提供药物，这样做是为了尽早"关闭"病变基因，让痴呆不会发生。携带基因突变的人可以一直保持健康，过上完全正常的生活。科研人员非常希望这一医学梦想有朝一日能够变为现实。

诊断很重要

诊断之路有时可能非常漫长、非常艰难，对每个患者来说都是如此。每个人都可能因为上了年纪而健忘，但那些无法继续进行正常生活的人最好去看医生。认知缺陷是非特异性的，有许多成因，大部分是可以治疗的，但如果怀疑是神经退行性疾病，哪怕概率再小，都得尽早检查。即便某个患者年纪轻，不太可能患有阿尔茨海默病，也不意味着可以完全排除患病的可能性。此外，有一些类型的痴呆偏偏就经常出现在还没有退休、处于人生中期的人身上，这些患者的症状通常是不同的：最先受影响的不是记忆力，而是性格和语言。然而，神经退行性疾病的发展趋势总是相同的：患者的工作能力降低，生活技能逐渐丧失，直到有一天完全无法自理，需要他人的护理和照顾。

当注意到自己身边的人发生变化时，我们就应该督促他们去看神经科医生或精神科医生。在我看来，大学附属医院的专家记忆门诊是最好的去处，因为这里的医生通过大学的科研活动能够全面了解科学知识的现状，包括罕见病的研究现状。诊断过程对患者及其家属而言是很耗时的，因为它涉及一整套检查流程，包括详细问询过往病史、神经学和神经心理学检查、医学影像和脑脊液检查。这一系列检查都做完后，医生会作出诊断，如果诊断结果为神经退行性痴呆，这一结果将永远改变患者及其家属的生活。那些现在正孤军奋战的家属们，有时会面临似乎无法克服、耗费精力的挑战。为家属们提供减压咨询、解释法律问题，为患者提供药物和非药物治疗等，这些只是患者家庭有权得到详细解释的几个问题。在接下来的章节中，我想阐述一下，根据我的经验，确诊后哪些事情很重要，以及患者家属不应该拖延做哪些事情。

第四章

确诊后——现在该做些什么

　　痴呆诊断结束后，主治医生就会根据自己的判断给患者的疾病命名。根据目前有关神经退行性痴呆的科学知识发展水平，医生可以对症状、实验室检测结果和影像学结果进行差异性分类，从而精准掌握患者的真实情况。患者及其家属都会问的一些重要问题包括：病情将如何发展？患者还能活多长时间？什么时候会出现什么样的缺陷？什么时候需要别人的护理？不过这样的问题几乎不可能得到答案，因为每个患者的病情发展都不一样。许多患者家庭希望得到非常具体的信息，就好像平常看病时医生告诉他们的那样："手臂骨折6周后会痊愈。""感染流感，大约需要一个星期康复。"类似这样的说法对于神经退行性疾病而言是不可能出现的。我完全明白，如果医疗机构的专业人士无法给予患者准确的信息，会让患者受挫，而且不确定患者病情会如何发展可能会给患者造成很大的压力。当然，我们努力根据每个患者的不同情况对症下药，谨慎告知患者病情大概的发展趋势，既不引起他们的恐惧，也不助长无知。根据患者看诊时的实际情况，我们会决定是否对下一步的治疗提出更具体的建议。

　　如果患者在认知测试中的得分远远低于平均水平，而且患者家属告知医生患者在日常生活中存在明显的困难，这时就有必要及时采取全方位的治疗措施。患者家属不可避免地要根据患者的疾病调整自己的日常生活，并处理一些因为患者已到"生命最后阶段"而有必要做的事情。这是很痛苦的，一个家庭从这一刻起突然脱离了正常的轨道，而适应这种具有挑战性的新处境可能需要一段时间。即使身边的人早已经注意到某个家庭成员正在发生变化，官方的诊断结果依然意味着一场旷日持久的疾病对抗战。在日常生活中，对于患者的某些变化可以一笑而过，即使是事实，也没有必要一直纠结，过分担忧。

此外，不知道病情的发展速度其实也会给人带来希望。谁说病情的发展不能是缓慢、温和的呢？特别是当患者很早就来我们记忆门诊看诊，并且仍然能够正常生活时，即便他们被诊断为痴呆，也不会让人联想到最坏的情况。有些患者的痴呆病情发展非常缓慢，因此他们仍然可以在很长一段时间内独立生活。确诊并不代表患者生命的终结！下面的章节会提出一些思想和行为上的建议，以供参考。某些事情可以提前处理，不必等到患者病情明显恶化时才采取行动，到那时情况会变得非常棘手，家属会感到不堪重负。为您和您的亲人创造一种融入痴呆病情的现实生活，在那之前，过好您自己的生活，不要绝望。让患者参与进来，一起做你们喜欢的事情，并在必要时进行调整。

并非所有患者都能意识到自己的认知缺陷，因此，心理压力全部来到了家属这一边，他们必须应对这种会改变他们生活的疾病。当然，也有一些患者清楚地知道他们的身体出了问题。他们对未来感到绝望和恐惧，因为未来的他们会忘记自己。我花大量时间与这些患者沟通，告诉他们：即使被诊断出患有痴呆，也可以过上有价值的生活。如果他们积极生活，就是在为自己的身心做好事。如果他们继续在身体和精神上挑战自己，就能最有效地抵御疾病。

在从事心理学工作的过程中，我只见过一位被诊断为痴呆的患者决定结束自己的生命。他在来到我们医院的时候，只是表现出不明显的缺陷，"只有"轻微的记忆力减退和语言障碍——叫不出某些东西的名字。这些症状已经存在了很长一段时间，而且根据他自己的说法，这些症状正在逐渐加重。我必须强调一点，相对来说，这些症状确实比较轻。患者当时甚至还在从事土木工程师的工作。在与客户交流时，他注意到自己再也达不到以前能说会道的水平了，但他还是适应了这种变化。我们之所以能够在早期阶段比较有把握地确定他患的是痴呆，是因为MRI已经显示出他有脑萎缩现象，尤其是语言中枢受损明显。我们建议他不要太晚退休，同时也告诉他，病情的发展似乎很缓慢，这一点令人欣慰。按照惯例，我每年会对我们的患者进行一次详细检查，并且记录下最新的病情进展。如有必要，主治医生会根据检查结果调整目前的药物治疗和其他辅助治疗方案。每当一年一度的检查时间临近时，我会给各个患者家里打电话，询问他们的情况并预约具体的复诊时间。一年后我给这位土木工程师家里打电话时，他的妻子哭着告诉我，患者在几个月前已经在国外实施了安乐死。我不理解，以前的他毕竟还是挺健康的。他本可以带着这种疾病活下去，很好地活下去，但他却没有这么做。患者妻子接着说，她的丈夫根本无法面对自己患病的事实，不想让家人照顾他，所以没过多久，他做出了一个无法挽回的决定，自己结束了自己的生命。

这件事情让我思索了很久。我有一种难以言表的内疚感，尽管我知道自己没有什么可以做的。我觉得很痛苦，因为我责备自己，我也许没有向患者解释清楚这种疾病的发展是与众不同的，它不会马上使生活进入停滞状态。患者自己必须有信心，要对生活和家人有信心。即使生病了，生活也是有价值的。

这个案例不禁让人想起摄影师、纪录片制作人和艺术收藏家冈特·萨克斯（Gunter Sachs）的故事。2011年，78岁的他自杀了。这位家族企业继承人和"曾经的花花公子"的故事听起来更加悲惨，因为他根本没有被确诊为痴呆。萨克斯注意到了自己的记忆问题和找词困难，怀疑自己患有阿尔茨海默病。由于"精神失控"的生活在他看来是一种"不体面的状态"，2011年5月6日晚上，他在格施塔德（Gstaad）的家中开枪自杀。公众通过铺天盖地的新闻报道了解到冈特·萨克斯自杀的事情，这次自杀对公众来说是一个毁灭性的信号。一方面，没有人能够自我诊断，导致认知障碍的可能原因太多，患者在自我审视的过程中很容易自己骗自己。另一方面，萨克斯自杀会让人认为，患有阿尔茨海默病的生活是不值得过的。我们生活在一个什么样的世界里呢？在这个世界里，人类的生命力无限直至老去的理想会成为一种信条吗？

患有痴呆的生活是值得过的，我们所要做的就是尽自己的所能做一切可以做的事情。我们必须创造条件，简化我们的日常生活。我们必须学会抛弃陈旧的教条和关系结构，必须学会热爱那些仍然存在的事物。

接受咨询

根据患者特定症状的指向性大小，疾病的诊断过程可能会很漫长。医务人员根据官方指南实施一套固定的检查流程，然后作出诊断，整个流程非常清晰。只不过接下来的事情远没有那么容易预测，那就是与患者及其家属讨论检查结果。

患者家属们总是带着非官方的疑似诊断结论来找我们，他们说没有人向他们解释诊断结果。在一些特别"扎心"的案例中，诊断结果甚至只是通过邮寄检测报告传达给患者，医生没有与患者进行任何当面沟通。许多家庭来到我们这里看记忆门诊时，并不知道痴呆对他们的生活意味着什么，不知道他们要处理什么事情、弄清楚什么问题，不知道他们要适应什么，不知道诊断结果代表什么。坦率地说，这种现象令人难以置信。

科研工作以及我们与痴呆患者及其家属打交道的工作经验都表明，医生提供疾病的有关信息是患者家属最重要的诉求。只有那些了解疾病症状、了解日常生活中会出现的问题和能够提供支持机构的人，才能积极主动地为患者和家属创造一个正常生活的环境，但我想更进一步。我认为，除开信息本身，信息的传达方式也对患者家庭有效应对痴呆起着重要作用。

当然，我们所有人都能理解，医生的压力很大，不仅工作量大，还要承担巨大的责任，也就可以理解，医生并不总是有时间与每个患者家庭都平静地聊上一小时，耐心地解释诊断结果，回答各种问题。因此在德国，患者确诊后，有专门的社会服务——这是患者出院管理措施的一部分——和痴呆流动咨询点可以为他们提供帮助。不过这些都不是问题的关键，关键在于医生要有善心和同理心，基本了解患者家庭的困境和压力。如果家属觉得主治医生真的关注他们家庭的命运，他们的感受会好多少呢？医学界当然也与其他行业一样：个人的责任心和对职业的态度决定一切。我认识一些非常棒的医生，他们真的能够让患者和家属有被倾听的感觉，最重要的是，他们能让患者和家属感到舒适。患者应该找这样的医生看病。针对像痴呆这样的渐进性疾病，定期检查是必不可少的，因为患者的状况总是在不断变化。我希望有值得信任的人陪在患者身边，他们愿意陪患者一直走下去。最理想的情况是，患者可以定期去看专科医生，即神经科医生或精神科医生。然而，对许多患者来说，家庭医生是他们最先寻求帮助的对象，那么家庭医生应该足够了解痴呆，以便给予患者充分的照顾。家庭医生应该明白什么时候要向专科医生寻求帮助，应该熟悉所在地区的痴呆咨询点，以便介绍患者前去咨询。

在医生做出诊断后，患者首先应该寻求各方咨询，这一点很重要。例如，可以咨询当地阿尔茨海默病协会或护理指导咨询中心，在德国，每个地区都会提供这种咨询服务。即使患者处于疾病初期，并能很好地应对日常生活，但他们现在就知道可以寻求哪些帮助，也是很有意义的。许多家庭只在严重的危机爆发和极度紧张的情况下才寻求咨询服务。刚开始患病时，患者认为自己并不需要帮助，这是完全可以理解的，但是一旦到了需要帮助的时候，而患者又不知道短时间内可以从哪里获得帮助，这种紧张的局面很快就会变成一场灾难。

痴呆流动咨询点会告诉患者其所在地区有哪些护理制度，会与患者一起制订患者所需的个人计划，目标是为患者量身定做一套解决方案，这种方案是必不可少的，因为每个患者、每个家庭都有不同的需求。此外，在咨询期间，患者也可以提出有关疾病的问题，讨论棘手的症状，阐述给他们造成压力的因素。有哪些治疗方案可供选择？患者家属必须处理哪些事务，解决哪些法律和财务的细节问题？如何判断患者到了需要护理的地步？这意味着什么？这些问题每天都在我工作的时候出现，伴随我和我的患者朋友。有关不同治疗方案的问题具有特殊的意义，因为对于痴呆患者而言，这个问题同时代表着希望和失望。在我更详细地讨论这些关键问题以阐明护理制度和护理方案之前，值得一提的是，在痴呆患者的生活中还有许多需要引起注意的地方，我想把其中两个方面放在最前面，即由疾病引起的人际关系变化和制订准确日常生活规划的必要性。

请处理好您和患者之间的关系变化

我接到电话说祖母因严重的脑损伤进了医院，那一刻的情形我已经记不住了。我知道那天肯定是工作日，因为那天我不在家里，而是在雷根斯堡的学校里。当家里人告诉我这件事时，我感觉很陌生，仿佛他们在跟我说一个并不是发生在自己身上的故事。有时我会感到很绝望，我仿佛无法信任自己的记忆；我像是一个坏人，因为我可以轻而易举地压制对这种重大事件的记忆。我曾就此事向一位精神病学家请教，他告诉我，遗忘是一种生存机制。我心爱的祖母被诊断为痴呆，可能在第一时间就导致我产生一种精神分裂，让我以某种方式将这件令人沮丧的事情储存在自己的记忆深处，再也不会想起来。接下来几个月里发生的很多事情仿佛都从我的脑中抹去了。我不堪重负，悲痛欲绝，尽力陪伴祖母，去学校努力学习，假装没事以分散自己的注意力。最后，我拿到了大学的高才生奖学金。我很想把这件事告诉祖母，但这已经不可能了。

不得不说，在我们医院确诊痴呆的大多数人比我当年处理得好，但即便如此，这样的疾病对每个人来说无疑都是一种冲击，因为即使是那些从未接触过这个话题的人，也知道痴呆的影响是持久而深远的。这样的诊断结果不仅改变了患者的生活，也改变了患者身边人的生活。

一旦医生给出确定的诊断结论，患者和家属就得花时间重整行囊，适应新的变化了。在我看来，作为患者的亲友，处理好自身与患者之间的关系变化是非常重要的，这一点很少有人提及，医生基本上都不会提到这一点。在我为痴呆患者及其亲属工作的这些年里，我目睹了很多令人绝望的场景，而往往是那些隐藏在护理挑战背后的困难，给患者和家属带来了最大的痛苦。

痴呆迫使人们放弃经过数年甚至数十年才成熟定型的关系结构。想象一下，长期共同生活的一对已婚夫妇，他们彼此倾诉，彼此分享，一起吐槽星期六晚上糟糕的电视娱乐节目。一起抚养孩子长大的夫妻，他们的生活回忆全被对方填满；晚上一起睡觉的恋人，如果一方不在身边，另一方就无法入睡。现在这些人的生活不仅因为痴呆发生了明显的变化，他们与另一半的关系也在逐渐变淡。虽然痴呆迫使家属在日常生活中照顾并陪伴患者，但与此同时，他们必须面对这样一个事实：因为痴呆的出现，他们失去了那个曾与自己举案齐眉的人。

在我与患者家属打交道的这些年里，没有人主动提起过关系层面的问题，甚至没有人承认自己因为关系问题而感到负担。失去自己因病而改头换面的另一半仿佛是一种禁忌，仿佛孤独是在变相承认自己软弱，一个人仿佛没有权利在自己的伴侣命途多舛时心生抱怨。在记忆门诊的漫长谈话中，我尽力为谈话对象创造一个空间，让他们表达自己似乎无法言说的东西。孤独就是一套盔甲，像铅一样沉重，将人的身体紧紧地包裹起来，随时都可以让人瘫倒在地。没有人应该在无人关心的情况下孤独地生活。

如果德国有超过一百万人患有痴呆，并假设其中许多人有自己的家庭，那么德国可能有多少悲痛、孤独的家属呢？地球始终在转动，但每个家庭里那些人的命运却没人注意。不仅是生活伴侣或已婚夫妇被迫放下所爱之人，孩子们也会失去他们的父母，孙辈们会失去他们的祖父母，朋友们会失去他们的同伴。

当祖母生病时，我和祖母的关系也发生了变化。我也为失去这样一个人而感到悲痛，她的建议在我这一生中都很宝贵，她一直不离不弃地伴我度过童年时期，陪我长大成人。我抱怨命运的不公。当祖母住在护理院时，我有时会站在她家里的衣柜前，闻着她亲手编织的毛衣的味道。毛衣的香味勾起我脑海中愉快的回忆，我非常渴望回到童年，那时的一切都很美好。

由于患有严重的痴呆，祖母经常看起来像个小孩子，我以前认识的那个睿智的老太太一点影子都没留下。我必须学会接受这样的事实，而我的确也做到了。我将她的痴呆融入了我的现实生活，将其视为一个照顾祖母、报答祖母的机会。我现在终于有机会回报这个女人，因为这么多年来，她为我做了很多事。我以一种全新的方式去认识她，享受我们共同体验的亲密时光。在她迷路而手足无措时，我忍受她的痛苦；在她不知道自己是谁的时候，我帮她找到自己的座位；我为她梳头，提醒她喝水，帮她穿衣服。当她微笑的时候，仿佛一缕阳光照进了我的心里。即使我和她什么也不说，我也会在那里陪着她。

这一切真的不容易，祖母的病痛一次又一次地折磨我。这是一个缓慢的过程，在这个过程中，我学会了接受这种事实，我希望您对自己也有同样的耐心和宽容心。人不可能永远独立自主，而这也没什么不好的。

规划并简化您的日常生活

痴呆不仅改变了人际关系，也改变了患者的日常生活。与正常人相比，遇到日常生活以外的特殊情况时，痴呆患者会更容易感到压力和负担。常人会怀着愉快的心情把特殊的约会、假期计划以及活动邀请看作单调日常生活的调剂，但这样的改变很快就会引发痴呆患者的恐慌和精神运动性不安。患者的认知能力日益下降，越发无法正确地评估事实、综观全局和掌控局势。痴呆患者需要一种熟悉且固定的日常生活模式，只有这样的生活对于他们而言才是得心应手的。家属应尽早在家里创造一种无压力的环境，准确地迎合痴呆患者的需求。痴呆患者的家应该是他们的保护区，在这里他们不会感受到压力和负担。

究竟该怎样实现这一点呢？例如，设定精准的用餐时间，最好以患者目前的生活节奏为依据，并且尽可能每天都遵守这些时间规定；安排一项常规的体育活动，如定期去散步。痴呆往往伴随着睡眠需求的增加：如果患者想"小憩一下"，就应该如他们所愿，哪怕他们睡一上午，也不要担心，您刚好可以把这段时间用来为自己做点什么。如果您想去参加一个活动，那就让其他亲友来帮忙，他们可以提前把患者带回家。即使是参加自己孩子的婚礼这样开心、特别的活动，也会很容易让痴呆患者感到无所适从。活动可能非常嘈杂，即使是常人也很难进行长时间的交谈。如果痴呆患者不认识（或认不出）在场的人，可能会使他们更加不安，很有可能一小时后他们就会变得非常焦躁，想要回家。

我经常和那些希望与患有痴呆的伴侣再去旅行的人交谈。特别是在患病初期，痴呆给患者造成的限制还不是很明显的时候，这样的想法似乎很现实，但不要被这种假象迷惑了。我们可能都有过这样的经历：在一家大酒店里迷路了，到处找路。我每次都会因为自己糟糕的方向感而生气。想象一下，换做是我们身边的痴呆患者，他们又会有什么感受？我们因为头脑健康，可以确保自己找到出路，即便在最坏的情况下，我们也可以向别人问路，而痴呆患者在这样的情况下可能会非常恐慌，这种徒增压力的事情只会破坏轻松悠闲的假期：您的伴侣无法准确评估自己的状况，自我感觉很糟糕，可能会激动、慌张和不安。他一秒也离不开您，您会一直处于压力之下。假期结束后，您回到家只会感到精疲力尽。当然，也有可能成功和痴呆患者一起度假。一切都可以很顺利，你们可以在一个美丽的地方一起体验轻松自在的时光。不过您应该知道，这种事有可能很难实现。

尽量简化患者的日常生活，别让他们去做那些以前能做但现在很难完成的事情，如年度纳税申报、定期核对银行结单以及银行转账。问题的关键是不要从患者身上剥夺任何东西。观察他们如何应对这些事情，如果确实有必要，再把这些事情接过来做或将其转交给第三方去做。尽量对患者表现出尊重的态度，不要对他们的缺陷指指点点。如果以后每年的纳税申报都交给税务顾问处理，对您和患者来说都是一种解脱。您也许可以负责核对账单，以便大概了解自己的财务状况。

有时会发生这样的情况：您患有痴呆的伴侣并没有把这种变化看作一种减负，而是从一开始就表现出消极的态度，觉得自己的独立性被剥夺了。我曾经有过这样的经历：痴呆患者变得多疑，认为家属想欺骗他们，偷窃他们的东西。我希望有一种解决这种问题的万能办法，但可惜没有。矛盾总是人际关系的一部分，当神经退行性疾病使人际交往的"一方"失去了充分了解情况的可能性时，矛盾可能会升级。我们应该认同患者的感受，但如果可以的话，不要讨论患者的感受。相反，在出现矛盾的时候应该离开患者的房间，让双方都有机会缓解这种紧张的情绪。

患者最终会对财务和税收等复杂的问题失去兴趣，而矛盾也会随着时间的推移自行化解。然而，这并不会减少这种情况带来的痛苦。作为患者家属，我们总是面临着大大小小的压力，不断消耗着我们的体力和精力。

简化日常生活也意味着在有需要的地方运用记忆辅助工具。例如，如果患者的记忆力有问题，以至于他们在自家厨房里都会迷路，那么可以给厨房抽屉和橱柜门贴上标签，这种方法可以起到帮助作用。在患者阅读能力尚存的阶段，贴标签无疑可以使患者在家里更容易找到方向。祖母生病期间，我们也用了这种小型辅助工具。由于她在护理院里一直迷路，我们给她的浴室门贴上了标签，方便她找厕所。

通常情况下，刚患上阿尔茨海默病的人会自己做笔记，这样他们就不会忘记任何重要的事情，这种方法至少在一段时间内弥补了患者的认知缺陷，使他们保持独立。

帮助患者安排业余活动、发展爱好

痴呆并不意味着必须放弃生活的全部。事实上，继续从事那些对人有益的活动是非常重要、非常有意义的，这些活动当然包括业余活动和爱好。对我们来说，它们是日常生活的一种调剂，给我们带来乐趣并有助于我们完善自我形象。业余活动和爱好不会引发人的绩效意识，从而不会造成压力；我们追求一种爱好只是单纯因为我们能从中获得乐趣。此外，业余活动还能帮助我们结交朋友、巩固社会关系，这一点更重要。

在65岁之前患上痴呆的人，往往很早就在日常职业生活中注意到了自己的缺陷。各种复杂的工作任务、各种截止日期和业绩压力、漫长的工作时间，这些因素即使对健康的人也提出了很高的要求。那些因疾病而产生认知障碍的人，不能再正常参与工作。然而，待在家里，逐渐脱离社会、日益孤独，也成了一种威胁，所以患者应该尽可能多地继续参与社会生活，这一点很重要，高龄患者也应如此。如果患者是某个体育俱乐部的成员或者经常出去跟人打牌，他们应该尽可能地继续这样做。

许多人与朋友和熟人一起追求兴趣爱好。如果朋友圈中的某一个成员患上了痴呆，在大家一起进行行业余活动时，其他成员不要害怕面对一个痴呆患者。家属们总是抱怨患者的亲友愈加回避患者。患者病情越严重，周围的人往往就越感到无助，除了远离患者之外，没有其他选择。看到自己的朋友发生如此大的变化，他们也许会很伤心。也许他们害怕这种事情也会发生在自己身上，也许他们不知道见到患者时该如何表现，也许他们不愿意将自己置于一种紧张窘迫的境地，但不管是什么原因，双方体会到的只有痛苦。

因此，共同的爱好完全可以成为患者及社会环境之间的"桥梁"，这需要患者在发生变化的情况下，仍然有融入熟人圈子的意愿。我的一个患者尽管患有阿尔茨海默病，但他仍定期与朋友们一起打网球。患者打球的节奏变得越来越慢，朋友们请了一位教练和患者一起练习发球，而朋友们则在没有患者参与的情况下打几盘。有时候患者只是坐在长椅上看朋友们打球，但他仍然是团体的一分子，觉得自己有归属感。通过定期碰面，患者的朋友们已经慢慢适应了患者的病情，没有错过任何一个发展阶段，也从未感到与患者疏远。另一位患者每周与朋友们见一次，打斯卡特牌。即便到了晚期，患者的身体机能已经非常有限，她的丈夫还是会定期开车送她去打牌。他根本不知道妻子在牌局中的参与度如何，但每次他去接她的时候，妻子看起来总是很满意。

坚持业余活动的一个非常重要的理由是它能给患者带来满足感，让患者在一个对他们来说越来越陌生的世界中感受到生活的质量。痴呆往往伴随着抑郁的症状，患者越来越无精打采，如果患者不动起来，抑郁就会持续加深。

即便是在家里，即便到了痴呆晚期，简单的业余活动也能产生刺激和调剂的作用。简单的多人游戏，如德国十字戏，被许多家庭当成一种愉快的集体游戏，即使患者并没有遵守所有的游戏规则，这样的游戏也很好玩。

我有一个患者，多年来我一直在密切关注着他，这个患者很喜欢进行曲。他住在护理院里，他的儿子经常来探望他，想尽办法找一些他父亲可能喜欢的活动。这位患者患有额颞痴呆，主要症状是人格改变以及行为异常，在某些时候表现出明显的冷漠。他整天躺在床上，什么也不做，尽管他的认知还很清醒，完全有能力给自己找点事做，何况他当时只有60岁。唯独有一项活动能给他带来极大的乐趣，那就是和儿子一边开车，一边听响亮的进行曲。他们一起开着车在市区里穿梭，一开就是好几个小时，没有目的地，只是为了在运动中享受那些能引起患者共鸣的音乐作品。

一起去听音乐会也可以提高生活质量。我们所喜爱的、能引起我们某种情感的音乐可以创造一种幸福感，尤其是到了痴呆晚期，幸福感对患者而言基本上是天方夜谭了。甚至还有为痴呆患者及其家属定制的特别音乐会：时间比一般的音乐会要短，内容更适合老年人。我还为我的患者和他们的家人弹过钢琴、唱过歌。观众们沉浸在一种自由自在的氛围中，每个人都可以随意进出房间，大家一起共度一段美好的时光。

因此，要尽量让痴呆患者多参与社会生活。显然，根据患者的需要开展的业余活动对于家属而言可能是一种挑战，需要花费很多力气。您只要试着为家里的患者提供机会，让他们不时地与自己的"旧"生活建立联系，那么您和患者的日常生活质量就会得到明显的提升，这时患者会表现得更加满足、更加平和。

熟悉的业余活动可以激活痴呆患者的身心，可以轻微延缓痴呆病情的发展。您和患者在一起的生活越活跃（注意不要过度活跃），患者的身心状况就会越好。

健康的生活方式是使痴呆患者长期维持自身能力的重要因素。膳食营养和体育活动在保持个人的健康状态方面起着重要作用，而这一点并不只适用于进行性疾病的患者。至于如何预防疾病，我们可以仔细阅读下面的章节。

和痴呆患者一起健康地生活，永远为时不晚

没必要等到患上和年龄有关的疾病才开始考虑健康的生活方式。我想明确地与"自我优化"这一流行概念划清界限，自我优化作为一种可感知的社会理想，过于激进，我不但没有受到鼓舞，反而觉得很愤怒。我要说的不是根据商业化的健康产业设定的标准进行的自我克制和自我提升，我想强调的是均衡的饮食习惯——并不需要完全放弃某些饮食，以及适度的运动——不以改善自己的外表和锻炼肌肉为目标。

我们吃的东西决定了我们身体必需营养物质的摄入量。然而，大量

的研究表明，只有"地中海饮食"能够在最大程度上供应我们大脑所需的一切。这种饮食模式以大量的植物性食物为主，即富含膳食纤维的水果、蔬菜以及豆类（如豌豆、扁豆和鹰嘴豆），豆类食物可提供优质蛋白。特别是绿叶蔬菜、坚果、浆果、豆类、五谷杂粮、鱼类和橄榄油，被认为具有极高的营养价值，并在对照研究中被评估为对维持心理能力和社会能力有益。这些食物会影响神经可塑性，即我们的大脑神经细胞扩大和增强彼此之间神经网络联结的能力，改善我们大脑的能量代谢，并减少炎症。与动物脂肪相比，橄榄油富含不饱和脂肪酸，将其作为脂肪的主要来源可有效降低胆固醇水平。据专家说法，应该限制红肉、油炸食品、黄油、人造黄油和奶酪的摄入，因为饱和脂肪酸、高热量食品以及吸烟和过度饮酒均会增加患痴呆的风险。在伦敦举行的2017年阿尔茨海默病协会国际会议（alzheimer's association international conference，AAIC）上，研究者们介绍了各种大规模的研究，首次清楚地证明了健康饮食对老年精神健康的影响。举个例子，美国科学家对六千名老年人进行了测试，结果显示，那些遵循预防心血管疾病的饮食习惯的人，患认知缺陷的风险降低了35%，而这种饮食习惯恰好符合地中海饮食模式。

根据部分流行病学研究结果，中年时期（30~60岁）的肥胖可能会增加以后患痴呆的风险，但是目前相关数据并不是特别清楚。❶

痴呆患者在日常生活中要保持健康的饮食习惯并不容易。有些患者由于受疾病影响出现饮食失调，很想吃甜食或者总是要求吃同样的饭菜，所以试图坚持健康饮食的家属需要非常有耐心。除此之外，像巧克力和冰激

---

❶ XU W L, ATTI A R, GATZ M, et al. Midlife overweight and obesity increase late-life dementia risk A population-based twin study[J]. Neurology, 2011, 76(18):1568-74.

凌这样的"享乐品"有时也能提高生活质量。原则上来说，不应该完全禁止痴呆患者吃这样的食品。为了患者的利益着想，也许您可以在日常生活中尽可能多提供一些健康食品，即便患者可能会有不同的看法。

一般来说，营养不良和体重下降是阿尔茨海默病的常见并发症，它们会加快病情发展，导致更高的死亡率，严重影响患者和家属的生活质量。尽早改善膳食结构、稳定体重才对患者的健康有益。请注意，患者的食欲有可能因为患有痴呆而下降。如果患者能够按照规定的进餐时间（早餐、午餐、晚餐）用餐，是非常有帮助的，因为患者经常忘记吃饭。说得通俗点，就是要把吃的东西送到他们面前，给他们做喜欢吃的菜，即使经常吃一样的东西也没关系。

除了膳食营养，健康的生活方式还包括体育锻炼。定期运动有助于延缓痴呆病情发展，这一点是可以用数据衡量的。研究表明，增加健身和体育运动的强度可以提高脑容量、降低脑萎缩风险、延缓痴呆病情。[1]如果患者的认知障碍并不明显，甚至只是主观认知障碍，那么定期运动可以改善患者的认知表现。[2]2017年公布的一项试点研究聚焦于阿尔茨海默病患者，研究者让他们做有氧运动或只做常规拉伸运动（对照组），为期26周。研究结果显示，为期26周的观察期结束后，有氧运动组的患者比对照组的患者能更好地应对日常生活，在记忆测试中表现更好，他们的海马体体积甚

---

[1] VIDONI E D, HONEA R A, BILLINGER S A, et al. Cardiorespiratory fitness is associated with atrophy in Alzheimer's and aging over 2 years[J]. Neurobiology of Aging, 2012, 33(8):1624−1632.

[2] LAUTENSCHLAGER N T, COX K L, FLICKER L, et al. Effect of Physical Activity on Cognitive Function in Older Adults at Risk for Alzheimer Disease: A Randomized Trial[J]. Jama, 2008, 300(9):1027.

至更大。❶

还有很多其他相关的研究，即使数据量不足，并且由于方法不同，这些研究有时难以互相比较，但有一点很清楚，每一项渴望进一步了解体育锻炼正面影响的科研都是值得的。

积极的生活方式可以确保生活质量和独立性。每天只需20分钟的运动，就能确保我们的大脑得到更好的血液供应，神经细胞得到增强，并尽可能长时间地维持我们的各种能力，其效果甚至与认知训练的效果类似。一项大规模的元分析利用统计学方法，对以前的42项研究进行了汇总和比较，结果显示，认知训练和运动训练都能显著改善认知能力，并且这两种训练方法的效果是一致的。❷

定期体育锻炼的好处也可以用更简单的方式来证明。许多痴呆患者运动量太少，导致肌肉力量和平衡能力下降，日常活动因此变得越来越困难，能够行走的距离也越来越短。行走不稳和站立困难埋下了跌倒和相关损伤的祸根。痴呆患者还面临着这样的问题：很多日常生活场景需要协调四肢和大脑，二者缺一不可。例如，一边散步，一边与人交谈，将注意力集中在对话上需要"多任务"处理能力，而痴呆患者的这种能力会变得越来越差，并且他们跌倒的风险也越来越高。通过定期的力量训练来增强与日常行动和平衡控制有关的肌肉群很有必要，而站立平衡训练和行走平衡

---

❶ MORRIS J K, VIDONI E D, JOHNSON D K, et al. Aerobic exercise for Alzheimer's disease: A randomized controlled pilot trial[J]. Plos One, 2017, 12(2):e0170547.

❷ HINDIN S B, ZELINSKI E M. Extended Practice and Aerobic Exercise Interventions Benefit Untrained Cognitive Outcomes in Older Adults: A Meta−Analysis[J]. Journal of the American Geriatrics Society, 2011, 60(1):136−141.

训练可以防止跌倒。此外，可以做一些补充性功能训练，训练日常动作，如爬楼梯或从椅子上起身等。

举个例子，在海德堡贝塔尼恩医院的研究部门和海德堡大学的老年医学中心，都可以看到关于老年医学科患者可训练性的科研创新项目。克劳斯·豪尔（Klaus Hauer）教授在那里与一个跨学科团队合作，从事康复、老年医学科患者的训练干预、疗法开发及评估、卫生服务、技术辅助系统的开发和测试等领域的研究。早在几年前，豪尔教授的研究团队就开发了一个专门针对痴呆患者的身体训练项目，此后又借助各种示范项目研究老年医疗卫生保健服务的进一步发展和评估。德国奥林匹克体育联合会（DOSB）也参与其中：2020年10月1日，"体育带动痴呆患者"项目启动，该项目与德国阿尔茨海默病协会合作展开，由德国联邦家庭、老人、妇女与青年事务部资助，审查了各种由体育协会为痴呆患者及其家属提供的新服务。

无论患者处于疾病发展的哪个阶段，体育锻炼总是值得一试的。许多来自不同家庭的家属告诉我，他们每天都去散步，这是一个很好的开始！如果您家里病患的身体状况允许，可以一点一点地增加他们的运动量，还可以把增强肌肉的运动纳入他们的日常生活中。

如果患者出现的肌肉僵硬症状已经不能仅归因于缺乏运动，如出现了类似帕金森病的症状，那么想要尽可能维持患者的运动能力，在专业指导下进行物理治疗就显得非常重要。请谨记以下规则：不要让您身边的患者原地不动，要让他们动起来；要过健康的生活，但不必放弃享受，不必用太严格的运动计划让患者过度劳累。如果遇到了问题，请向专家寻求建议，利用他们丰富的经验来获得最佳结果。

家中有人患上痴呆意味着家庭的日常生活会发生巨大变化。患者及家属间的关系会发生变化，日常生活的结构必须进行相应调整。积极的生活方式、健康的饮食习惯和大量的运动可以抑制大脑中的神经退行性病变，但是这些因素足以阻止痴呆的发展吗？不，当然不够，但至少可以让痴呆的发展变慢一点，并且让患者变得更强。尽管如此，最重要的仍然是要施行目前治疗痴呆的首要方案，即使没有哪一种方案能够治愈痴呆，但它们依然是维持患者身心能力的重要基石。

第五章
痴呆的治疗

药物治疗

到目前为止，神经退行性疾病依然是无法治愈的。尽管目前正在开展临床试验，测试一些有潜力的活性物质的疗效，但尚且没有人敢妄言在不久的将来就能在痴呆研究领域取得突破性进展。目前所有可用的痴呆治疗方案，无论是药物治疗还是非药物治疗，都不是以治愈痴呆为目的，而是以延缓痴呆的发展为目的。通过已有的治疗方案，尽可能长久地维持患者的身心能力，减缓痴呆病情的加重，保证患者的生活质量。

目前，用药物治疗痴呆的办法还很少。我们现有的所谓抗痴呆疗法旨在积极影响患者的记忆力、学习能力、理解力、抽象能力、思维过程、专注力以及生活技能。这样看来，能够延缓痴呆的发展绝对可以算作一种成功。只不过无论在什么情况下，这些药物都无法长时间修复已经存在的损伤。

剥夺患者及其家属的治愈希望很令人沮丧，而且医生往往很难说服他们长期坚持服用抗痴呆的药物，因为药物的疗效可能非常弱，甚至有可能注意不到。我的意见是——由于缺乏专业的药理学知识，在这里我以家属而不是专家的身份表达我的意见——给抗痴呆药物一个真正的机会，至少在没有出现副作用的情况下应该长期服用抗痴呆药物，它们是我们目前仅有的可对抗痴呆的药物，我们要不遗余力地阻挡痴呆的发展。

首先介绍的是乙酰胆碱酯酶抑制剂，其可用于治疗阿尔茨海默病，我试着简单解释一下这种药物的作用原理。我们知道，神经退行性痴呆患者的脑神经细胞死亡，是因为各种蛋白质在细胞内外沉积、凝结，逐渐破坏细胞。我们还知道，我们的大脑中数以百万计的神经细胞相互通信，才让我们有了思想和行为。细胞之间的这种通信是通过各种神经递质在细胞之间传递信息而实现的。乙酰胆碱（Acetylcholin）正是大脑中的神经递质之一。使用乙酰胆碱酯酶抑制剂可以增加乙酰胆碱的数量，乙酰胆碱增多意味着已有的脑神经细胞之间进行信息交流的次数会增多，以此弥补健康神经元数量减少的不利影响。所以，市面上可以买到的药物●，例如多奈哌齐（Donepezil）或埃克塞隆（Exelon），在患病初期就由医生开给患者服用，能够使之发挥最佳疗效，这一点很重要，阿尔茨海默病的病情发展实际上应该会有所减缓。

对于中重度阿尔茨海默病患者，谷氨酸调节剂是首选。与乙酰胆碱一样，谷氨酸是一种神经递质，参与学习、记忆、运动和感知等复杂功能。在疾病的后期阶段，患者大脑中存在大量的谷氨酸，具有毒性，而美金刚胺就是一种谷氨酸调节剂，它能防止谷氨酸的过度刺激，从而使大脑避免受损。（顺便说一下，根据目前的研究，谷氨酸不能通过食物进入大脑；我们的大脑会自行产生谷氨酸，用作神经递质，所以食物中的谷氨酸和人

● 本节介绍的是德国医疗体系中的用药，提及的药物均指德国市场上的药物，其他国家与地区的用药请遵当地医嘱。——编者注

体自身的谷氨酸可能并无关联。）

　　许多患者依赖于中药。说到这，据说银杏叶提取物对治疗痴呆有积极作用，它们能对患者的认知障碍产生积极影响。然而，目前的各项有关研究结果非常不一致，德国医学界的官方推荐疗法甚至没有提到这种被称为"天保宁"的药物。尽管如此，到目前为止，天保宁仍然是使用频率最高的处方药。

　　除了进行性认知障碍外，痴呆患者还不时表现出行为障碍和精神异常，这些症状给患者本人以及家属造成了巨大的压力。例如，我记得曾经遇到过一位患有阿尔茨海默病的老先生，他在患病的某个阶段具有强烈的攻击性，对他的妻子尤其如此。每次妻子跟他说话，他都觉得自己被冒犯了，觉得妻子在批评他，所以他不仅言语非常粗暴，有时甚至会动手，而这根本不是他的本性，以前的他从来没有过这样的行为。有一天晚上，为了保护自己免受丈夫的伤害，妻子选择了报警。而另一位女性患者在患病过程中出现了视幻觉，这种幻觉让她极为恐惧。她在公寓里看到了野生动物，感觉是如此真实，以至于她几乎不敢进自己的卧室。她内心忍受着巨大的恐惧，她在看诊的时候把这些事情告诉我们，情绪很激动，几乎无法平静下来。除此之外，还有一位女性患者内心严重焦躁不安，她坐下来过不了几分钟就开始躁动。由于患有进行性痴呆，这位患者对自己的状况毫无察觉，她白天无数次地走出家门，在城里穿梭。家属们不愿意锁上家门，因为他们不想把患者囚禁在家里，也不想让她觉得自己不能（理论上）去想去的地方。此外，这位患者似乎经常烦躁不安，慢跑数公里是她唯一有效的放松手段，但是她的家人始终很担心她会遇到意外，认为有必要一直跟着她，因为她不遵守交通规则，也不遵守社会公约。有时，她会直接走进别人家的花园里，在垃圾桶里找吃的东西。

抑郁、恐惧、幻觉、焦虑、躁动，所有这些都是痴呆患者可能表现出来的症状，有必要用药物来治疗这些症状，因为它们给患者带来了极大的痛苦。然而，患者家属的心理障碍往往很大，因为"精神药物"一词在许多人看来仍然有着非常负面的含义，仿佛精神痛苦是不应该有的，是被人们否认的禁忌。然而，被称为"精神药物"的药物与其他所有药物一样，都是被研制出来帮助患者减轻痛苦的，但重要的一点是要意识到，不是每个人对精神药物的反应都一样。对于痴呆患者而言，精神药物作用的部位是已受损的大脑，因此有必要每间隔较短一段时间就监测药物剂量，必须确保所选择的药物有足够的疗效，并评估患者是否出现用药副作用，是否应该更换另一种药物。因此，如果患者出现急性精神障碍，主治医生可能会建议患者在精神病院住院期间停用某种药物。通常情况下，也可以检查患者每天服用的药物中，哪些确实能治病，哪些不能。由于痴呆是动态发展的，在病情发展过程中症状会反复变化，因此有必要定期核查药物清单。我们坐门诊的时候，经常遇到每天需要服用10~15种药物的患者，其中一些药物的活性成分相同，会相互影响，引起相反的适应症。似乎每个参与患者治疗的医生都会根据患者当前的症状开药，却不核查患者之前已经服用过的药物。医生不去替换患者的药物，只是简单地给药物"加码"。如果一个患者接受过许多不同医生的治疗，例如，曾到不同的医院看病以确定最终诊断结果，当病情恶化时需要紧急住院，看过私人医院的神经科医生，也看过家庭医生，去过专业的记忆咨询门诊，医生们可能不清楚彼此对患者做过些什么。我已经遇到过好几个"过度用药"的患者，他们表现出严重的精神病症状，只能通过停用所有药物来减轻症状。只有这样，才有可能评估哪些症状真正是由患者的病引起的。作为患者家属，应尽量留意患者当前的用药清单，并请靠谱的医生定期核查。

作为一种伴随治疗手段，对痴呆患者采取药物治疗是绝对合理的，但药物治疗总是因人而异。我也遇到过没有出现行为障碍、没有抑郁症和精神疾病的患者，他们完全不需要服用其他任何药物。除了药物治疗，任何患者都不应该放弃一系列的非药物治疗方案。

非药物治疗

治疗痴呆是一项异常艰巨的任务。有句谚语是这么说的："用进废退！"（Use it or lose it!），非药物治疗方法是基于开发现有资源并通过定期练习尽可能长时间获取这些资源的理念。认知训练、作业疗法、言语疗法、音乐和艺术疗法、物理疗法等，可选用的疗法多种多样，患者及其家属的期望通常很高。我们必须明白，这些疗法都不能阻止疾病的继续发展，但它们会尽可能延长患者参与社会生活的时间，强化患者的自我价值观，促进患者独立，维持患者的生活质量。

2015年，首届巴伐利亚州痴呆奖颁奖典礼在达豪城堡举行，我有幸在典礼上表演音乐节目。作为一名为痴呆患者服务的心理学家和一名创作歌手，这是一个将我所在的两个领域互相结合的绝好机会。以前我经常试图在媒体面前"淡化"我的博士学位，以便让公众完全把我当成一名音乐家，而这次活动对我来说是一次至关重要的经历，我可以同时做一名心理学博士和一名音乐家，并且给予这两种职业各自应有的空间。

该奖项由巴伐利亚州卫生和护理部颁发，由前部长梅拉妮·胡尔

（Melanie Huml）赞助，以此表彰那些有助于改变社会对痴呆问题认识的项目，表彰能够改善痴呆患者及其家属生活条件和生活质量的项目，表彰能够为患者提供更多参与社会生活机会的项目。颁奖典礼上提出的计划和那些为高龄、生病和弱势的同胞制订计划的有心人深深触动了我。这次活动对我来说是一个很好的机会，让我把目光放得更长远，因为作为一名心理学家，我有时会在工作中感到沮丧。

我在工作中接触到的许多家庭总是感到被社会抛弃，而事实也常常如此。我经常抱怨，似乎并没有人关心他们的情况。有关部门与机构往往不能将这些家庭的生活与自己的生活联系起来，他们不会去想每个人总有一天会变老、会生病。一切要从医疗保险公司说起。我不知道我已经花了多少时间给保险公司写声明，只是因为又有患者接受某种治疗的费用承担申请遭到了拒绝。保险公司的办事员没有医学方面的专业知识，这一点可以理解；他们每天都要处理大量的申请，不可能总是全面地"思考"，这一点也可以理解。但是尊重客户不应该是他们职业要求的一部分吗？如果还有人要给痴呆患者和他们的家人制造困难，让他们不能顺利获得本就为数不多的帮助和支持，以减轻疾病带来的痛苦，那我们到底生活在一个什么样的世界里呢？我始终认为，有些人在其位不谋其职，根本不关心拒绝承担治疗费对患者意味着什么，也不关心非药物治疗的真正价值。我不想一概而论。当然也有友好、善良的保险推销员，他们的工作很有意义，与我们在医院里的工作正好互补。但是那些不了解诊断结果，又不想花时间了解情况就草率地拒绝费用申请的人，我肯定会指责他们，就像看见那些不能冷静向家属解释诊断结果的医生同事，我也会指责他们一样。每个人都是社会的一分子，需要彼此尊重、彼此理解，以便在生病时也能过上有尊严的生活。我觉得，在我们的医疗保健体系中，出于对经济的考虑而表现出冷漠是一个巨大的错误。

因此，在巴伐利亚州的颁奖仪式上，我认识了一个全新的世界：在这些创新项目中，患者没有被边缘化，而是在接受治疗的同时，通过一种奇妙的方式融入了"正常生活"中。在这次活动中，我找到了一个新的视角。突然间，我发现我们已经为患者做了很多好事，我在日常工作中遇到的与患者相关的负面例子并不是常规。

当年的一等奖由维尔茨堡的尤里乌斯医院基金会获得。在他们的网站上可以读到"善行"（多么美妙的词！）和仁爱的准则，利润最大化对他们来说是一个陌生的词，质量才是他们工作的目标。2010年，他们的护理院诞生了一个想法，那就是让痴呆患者在位于城市周边山坡上的葡萄园里帮忙干活。从那时起，住在护理院里的患者全年定期与护理人员和酒厂工作人员一起参观"他们的葡萄园"。通过这种有意义的活动，患者体验到了自以为已经一去不返的正常生活，从而提升了他们的自我价值感和幸福感。能够参与"正常世界"的生活，获得"正常世界"的认可，是痴呆患者通常得不到的东西。与他人分享经历、用所有的感官感知世界、体会乐趣和喜悦，这些都是不会被人高估的治疗基础，而这些要素在这样的项目中都得到了很好的贯彻和体现。

除了这些日常的治疗措施外，患者通过对各种认知能力和身体能力的重点锻炼，能够体验到自身总体状况的改善，当然也包括学习新技能和强化已有的能力。这些患者不再关注自己的缺陷，而是学会关注自己现有的能力，并且有针对性地运用这些能力。

痴呆的主要症状与患者的心理能力有关。多年来，人们提出了许多有关认知干预的概念，特别适用于轻度至中度的痴呆患者。一般人的认知能力水平不太可能再次提高。然而，根据患者的个别需要，重点锻炼某些子区，绝对是值得一试的。举个例子，写传记的时候，患者重要的记忆被有针对性地激活，一方面是为了对抗遗忘，另一方面是为了在短时间内产生正面的情绪。因此，不断回顾自己的生活往事有助于保持"自我"，维持自己的身份。找到每个患者的挫折边界是很重要的，因为回忆早期更强大的"自我"也可能是一件非常痛苦的事。此外，传统的"认知训练"也可能有用。下面介绍了一些策略，以帮助痴呆患者简化新信息的学习过程，这些策略在疾病早期使用通常效果会更明显。

对许多患者来说，定期去看语言治疗师是日常生活的重要组成部分。许多神经退行性痴呆都伴随着语言障碍，甚至从患病开始患者就有语言障碍。找词困难往往很早就被患者自己察觉到，甚至在确诊之前很长一段时间就能发现。短时记忆障碍导致话语中断，患者说话时大脑空白，无法再产生想法。大脑中主要的语言中枢受到损害时，会导致语言生成障碍和听觉障碍，有越来越多的语言理解障碍被误认为是听觉障碍。如果昂贵的助听器帮不上忙，患者就会感到非常沮丧。此外，随着时间的推移，许多患者会出现语言冲动障碍，即生理上导致的说话冲动减弱。说话不灵活、总是说一些没有意义的话、越来越难与人进行交流；写字的时候，总是"缺胳膊少腿"，有语法错误，阅读能力也逐渐下降，这些都是痴呆患者的症状。在患病的后期，患者会出现吞咽困难，难以进食，患肺炎的风险也因此大大增加。

所有这些因病引起的变化都说明患者需要语言治疗。治疗是根据患者的个人能力进行的，患者目前是什么情况，就根据其实际情况开展治疗。

治疗的目的不是帮助患者恢复已经失去的能力，因为这一点通常无法实现。语言治疗最有意义的目标是尽可能长时间地稳定患者的病情，防止病情发展过程中出现新的症状，并制订应对病情发展的策略。我认为，患者的语言治疗师定期向我和我的同事们汇报患者的最新情况是一件好事，这样一来，我在与患者交谈的时候，可以赞赏他们取得的微小治疗成果，即使患者自己有时注意不到这些成果。就算我们想要治愈患者的期望不切实际，起码也可以让我们不那么受挫。我们的目标是让患者愿意持续接受治疗，因为定期去医院接受治疗和在家定期练习都是成功的关键。当然，这一切都需要家属的参与，他们在家里应该给予患者支持和鼓励，这个过程和学习乐器有点相似：每周上30分钟钢琴课并不足以让你变得优秀。如果换作是中小学生，他们很快就会明白经常练习乐器的效果会大有不同，哪怕每天练习15分钟都可以看到明显的进步。

我们不能让患者产生不堪重负的感觉，否则他们接受治疗的意愿会迅速消退。根据患者病情的发展，语言治疗师必须不断调整治疗方法，要始终强调患者的成功和能力当然不是件容易的事。

有时治疗只能解决一些非常基本的问题。患者和家属都认为吞咽困难是一种令人无法忍受的痴呆伴发症状。当患者的饮食结构改变时，他们的生活质量也会急剧变化。为了尽量减少食物残渣进入肺部的风险，患者的饮食必须进行调整。诸如米饭、炸肉、干肉、全麦面包等食物比白面包（没有面包皮）、家禽肉和软奶酪更难吞咽。对患者的饮食进行相应的调整，可以减少患者得肺炎的风险。喝饮料也很容易让患者呛到，因此可以用一种特殊的粉末对饮料进行增稠。语言治疗师在这个阶段要确保患者独立进食，稳定他们的吞咽过程。患者的姿势很重要，而其他因素如合适的就餐环境，也能对治疗起作用。

自2017年起，痴呆的语言治疗成了常规疗法之外的永久性疗法。我希望患者选择的医保公司有一个靠谱的业务员。我相信："被拒绝一次就永远不会再被拒绝！"这是我的原则。坚持不懈地努力是有回报的，如果语言治疗不在患者购买的保险范围内，患者可以向法院提出上诉。我和患者的主治医生都愿意写一封证明信来解释患者的病情，并说明语言治疗如此重要的原因。

除了语言治疗外，还有其他治疗方案，可以根据患者的个人需要使用。作业疗法很有效，其专门训练患者日常的行动能力。其可以优化治疗过程或者寻求替代方案，以尽可能保持患者的独立性，并以最佳方式利用现有资源，并尽可能贴近日常生活，练习对患者重要的事情或患者喜欢做的事情，如做饭、穿衣服、安排日常活动。大脑训练也可以是作业疗法的一部分，以便稳定患者特定的心理功能。

属于物理治疗干预措施的运动治疗也很有效。患者的力量、平衡、协调、移动和步态稳健性都能得到有效提高，因此生活质量得以长期保持。经常锻炼不仅对身体有好处，对大脑也有好处，有趣的事情也能给人带来幸福感。如果一个人无法从认知上理解这个世界，那么"感受"世界的积极面就变得尤为重要。对晚期的患者或者是伴有帕金森病症状的痴呆患者而言，经常活动关节可以有效缓解病情。

无论采用什么治疗措施，都要让患者定期接受运动治疗，以达到最佳治疗效果，而且患者接受治疗也意味着家属可以稍微放松一下，因为家属在这段时间内可以做自己想做的事。

医疗保健代理人授权书、预先医疗指示、预先护理指示、护理级别❶

您有没有想过，如果您因发生了什么事，而不能处理自己的合法事务时，谁能来处理？或者您有没有考虑过哪些措施可以延长生命？这些并不是您在身体健康时想要考虑的问题，对吗？可我认为每个人都不可能一直年轻健康，不可能光靠自己就完成所有事情。

如果您还很年轻，您不会去思考疾病和死亡，但它们是我们生活的一部分，没必要感到恐惧。无论我们的生活过得多么理想化，我们都无法绕过疾病和死亡的话题。我和祖母的经历让我明白了，无忧无虑的日常生活是多么脆弱，我们的生命是有限的。

近年来，器官捐赠的话题最容易引发年轻人对死亡的思考。2018年，民众捐献器官的意愿下降，导致了一场关于是否要将决定方案转化为反对方案❷的重大政治辩论，这意味着每个死者都将自动成为器官捐赠者，除非他们生前明确表示拒绝器官捐赠。法国、瑞典和拉脱维亚都在推行这种模式，但在德国这种想法遭到了很多人的批评。2020年1月16日，德国联邦议院决定继续推行决定方案，并对其进行优化，以后要更频繁地询问民众的器官捐赠意愿。

任何捐献器官的人都能拯救生命，但是那些有医疗保健代理人授权书

---

❶ 本节提及的相关政策均仅适用于德国国情，仅供读者参考。——编者注

❷ 决定方案：只有当器官捐献者生前表示同意或其近亲表示同意，才能进行器官捐赠。反对方案：如果脑死亡者生前没有明确表示反对器官捐赠，那么他们去世后就自动成为器官捐赠者。——译者注

和预先医疗指示的人，也能做出他们的贡献。如果您因病不能够自己做决定，您可以通过医疗保健代理人授权书，规定在这种情况下由谁来代表您做决定。最好是从您身边选一个值得信赖的人，确保他会考虑您的最大利益，代表您行事。医疗保健、住房、出入机关和法院、财产管理、邮件和电信通信，以及数字媒体访问等领域的个人事务，可以通过这种方式移交给第三方。这样的授权书对已婚的伴侣而言是很有必要的，因为他们在紧急情况下无法自动获得授权代表对方行事，只能由法院决定谁成为法定监护人，这意味着可能会有家属以外的人被指定为法定监护人。在患者罹患急性重病的情况下，家属没有授权书可能会让情况变得非常棘手，因为监护人法庭有时需要几个月的时间才能厘清整件事的来龙去脉。这样一来，重要的事情可能长期得不到解决，患者家庭要遭受更多不必要的痛苦。

最重要的一点是，痴呆患者在签署授权书之时，应当仍然具有行为能力。因此，在患者已经确诊的情况下才考虑这个问题是不合理的。如果患者存在认知缺陷，就不能够保证当事人能做出合理的决定，因此这种情况下患者签署的医疗保健代理人授权书并非不容置疑。

如果要接管患者的银行账户，在德国，许多银行要求出具本行的银行授权书，不接受普通的医疗保健代理人授权书，这种行为虽然违反法律规定，但仍在不断发生。在汉堡法院2017年的一项裁决中，重申了银行应当承认授权书的规定，特别强调了授权书不必拘泥于任何形式上的要求，可以自由拟定。

医疗保健代理人授权书的公证不是强制性的，但我建议最好进行公证，以提高授权书的公信力。如果可以的话，最好定期检查一下授权书，以确保它在有效期内，并且是最新版本。

如果没有医疗保健代理人授权书，必须由监护人法庭决定谁是患者的法定监护人。通常情况下，如果家属想成为法定监护人，他们会比职业护理员更有胜算。不一定要把所有责任分给一个人承担，几个家属进行分工也是可以的。此外，代理人的责任范围总是因人而异，取决于患者的实际情况，可能包括财产管理、居住地的确定、住房问题、医疗保健以及邮政、信件和电信通信监管。

法定监护人，无论是家属还是职业护理员，只要患者能够表达自己的意愿，他们都必须遵照患者的意愿。如果患者无法表达自身意愿，法定监护人必须尽力维护患者的最大利益。

如果是家族以外的人成为患者的法定监护人，而患者家属与法定监护人有着良好的关系，这当然也是一件好事。在日常生活中，可能会不时出现一些需要与家属沟通协商的情况。

除了医疗保健代理人授权的问题外，每个人还应该思考这样一个问题：在遇到生命危险时，是否希望采取延长生命的措施以及应该采取哪些措施。即使镇静剂可能会缩短寿命，但是否可以使用镇静剂来缓解疼痛？是否愿意接受人工呼吸？在明知终有一死的情况下，您是否会考虑做血液透析、使用抗生素、血液替代品以及稳定血液循环的药物，以延长您的生命？您是否希望不进行心肺复苏抢救？如果痴呆患者出现吞咽困难，那么人工喂养就变得特别重要。患者和家属在最初往往会拒绝人工喂养，这是可以理解的，因为这个方法可能会让人感到害怕，只有自然进食才能体现生活质量。然而，根据我们的经验，患者对经皮内镜下胃造口（PEG）管的耐受性比想象中要好得多，不会造成他们所担心的巨大痛苦。相反，PEG管可以改善患者的整体状况和生活质量，特别是痴呆患者早期就出现严重的吞咽困难时，PEG管很有效。

是否进行人工喂养必须由患者和家属做出决定，不使用PEG管也有其恰当理由。例如，根据目前的研究，PEG管的使用不会延长患者寿命，对晚期痴呆患者尤其如此。插管手术也很难做，糊涂的患者经常把管子拔出来，医生们只好想办法把管子固定住。

如果没有预先医疗指示，患者也无法再表达自己的意愿，家属就必须承担起这份沉重的责任。其实任何人都不应该陷入这样的境地，一方面要忍受即将失去至亲的痛苦，另一方面还要决定他们死亡的具体条件。

患有神经退行性痴呆的人在患病期间需要依靠护理资源，其费用（至少一部分）由长期护理保险支付。为此定义了所谓的护理等级，即依据护理需求的程度将护理分为1~5级，并提供相应的经济援助。通过这种方式，可以满足患者日常生活中日益增长的护理需求。护理需求是指由于身体、精神或心理的疾病或残疾，在定期重复的日常生活活动中受到永久限制的人需要由他人照料，包括日常身体护理，如洗脸、洗澡、刷牙、梳头、剃须、上厕所、吃饭，以及日常活动，如穿衣服、脱衣服、家务劳动、购物、烹饪、打扫卫生和洗衣服。

我在工作中经常遇到这样的情况：痴呆患者的日常生活已经受到很大限制，但他们的家人却不知道在德国可以通过将患者归类为某个护理等级，来获得相应的经济援助。最好是在患者患病早期就申请，即使患者症状较轻，受到的限制较少，此时也可以申请1级护理的援助。此外，如果家属无法保证为患者提供足够的护理，在这种情况下，也不需要考虑长期护理保险生效的条件。可以说，家属已经"在保护网里了"，在短时间内就能应对患者的状况变化，而且不需要花费太多力气。

在德国，为了获得长期护理保险的福利金，患者必须向长期护理保险公司提交一份申请，与保险联盟医疗评估机构（MDK）进行预约，该机构会上门对患者进行评估。评估机构代表与所有相关人员进行交谈，随后给出被评估患者的护理等级。由于处在疾病早期的患者总是努力保持健康的外表，因此作为家属，重要的一点是提交最新的医疗检查报告，尽可能坦诚地讲述家里的情况，避免评估机构高估患者的健康状况。尽管如此，这种事情还是有可能发生。遇到这种情况，可以进行申诉。如果您家里有亲属患有痴呆，您有权获得援助，所以不要被忽悠了。

当您身边的人患有神经退行性疾病时，除了处理需要管理的所有事情外，您也不能忘记自己。与病情逐渐恶化的患者一起生活非常消耗精力，作为负责护理患者的家属，建议您及时了解所在地区的减负服务，给您自己创造一些自由空间。保持您自己的身体健康，只有这样，您才有力气在家里尽可能长时间地照顾患者。家属互助小组、日间护理、短期护理和替代护理服务、患者的住院康复计划项目，以及其他多种减负服务都是为了支持您而存在的。您应该积极一点，主动一点，充分利用外部提供的护理援助服务。

减负服务[1]

对我来说，作为一名专注于痴呆研究的神经心理学家，职业生涯的最初几年里，主要是在博士论文的框架内研究某个科学问题。我主要参与

---

[1]　本节提及的相关服务为德国医疗及护理体系所能提供的，仅供读者参考。——编者注

的是乌尔姆大学医院记忆门诊提供的常规服务，如果主治的神经科医生需要了解某个患者当前的认知状态，我就会去帮忙。后来我又有了一项新任务，也就是对疾病的严重程度进行分类。我主要是为额颞痴呆患者看病，帮忙照顾他们，这是某项研究的一部分，也是我博士论文的基础。从2011年开始，这项研究的任务变成了更准确地描述额颞痴呆发展的过程，为未来确定可行的治疗方法提供依据。德国和其他国家的各个工作小组联合起来，在这个研究联盟中展开合作，我也逐渐成为这种神经退行性疾病的专家。全国各地有数不清的额颞痴呆疑似病例被送到我们这里接受检查。

一同前来的还有患者的家人或其他与其关系亲密的人，他们向我讲述在与痴呆患者相处的过程中遇到的各种挑战。一开始我没有经验，只能做个倾听者，但随着时间的推移，我学会了根据自己的经验，为其他遇到类似情况的家庭提供可行的解决方案。我一直很清楚，负责照顾患者的家属才是真正的专家，因为他们与患者生活在一起，每天都在亲身体验痴呆是何滋味。作为医生和心理学家，我们通常只能通过医院这个微观世界来了解日常家庭护理的不可估量性，我们只能听到各个家庭的不同故事，只能阅读科研报告。因此，在2013年，我决定为这些"日常生活中的痴呆专家"举办一个论坛，目的是让他们交流意见、相互支持。我成立了第一个乌尔姆额颞痴呆患者家属小组。从那时起，我们与乌尔姆社会福利办事处的"痴呆项目组"（ProjektDEMENZ）展开合作，每月举行一次讨论会，家属们可以在一个受保护的环境中，与其他有类似遭遇的人交流意见。与乌尔姆/山地-多瑙社会福利办事处工作人员的合作可以说是纯属巧合：他们就如何应对疾病以及家属如何减负提供全面的咨询，给出建议，并以这种方式与大学附属医院提供的医疗服务无缝衔接，达到最佳效果。此外，他们还让那些不能单独撇下患者不管的患者家属小组成员有机会参加我们的讨论会。在讨论会期间，患者会由社会福利办事处的工作人员照顾。

通过这一服务，我们希望创造一个空间，让家属们能够毫无顾虑地谈论他们觉得棘手的情况。在这个空间里，家属们可以放声哭泣，因为一定会有人理解他们的处境。在这个空间里，家属们不必做任何事情，他们只需在这一两个小时内，在这群志同道合的人中好好放空自己。

家属小组为陪伴和照顾痴呆患者的人提供了重要的减负服务。虽然越来越多的患者家属、朋友和熟人倍感压力，倾向于退缩，但在家属小组这个圈子里，没必要强颜欢笑，每个人都能理解其他人的感受。

除此之外，家属们还有其他各种获取帮助的方式。由于随着患者病情的发展，家庭护理越来越耗时，家属们更应该为自己创造自由空间，将日常事务分给多个人承担，以免危及自己的健康。

日间护理中心属于半居住式护理服务的一部分，通常为居家患者的日常生活提供适当的帮助。在这里，患者可以得到专业的照顾，体验有趣的社区活动，结识新的朋友。在此期间，他们的家属就有时间做别的事情，抑或只是单纯地喘口气。家属们可以为自己做一些事，哪怕只是去理发店剪个头发。如果患者家属还有自己的工作，这样的服务更是必不可少。许多日间护理中心都提供车辆接送服务，可以把患者从家里接过来，再把他们送回去。

患者在家里也可以享受到一小时到几小时不等的护理服务。各个地区的阿尔茨海默病协会、邻里互助协会等其他机构都可以安排训练有素的志愿者与患者一起散步、玩游戏，或者朗读一些文章。如果病情持续发展，患者需要更多的护理和帮助，流动式护理服务可以帮上很大的忙。根据患者需要，训练有素的专业人士会来帮助患者沐浴、洗漱、穿衣和吃药等。

减负并不总是意味着患者和家属各自为政，他们有机会一起获取帮助，一起放松，其中包括专为痴呆患者及其家属的需求量身定制的假期服务。例如，除了当地的护理和医疗服务外，还包括与其他休护理假的人见面交流，以及休闲和健身服务，有时甚至可以出国旅行，比如在希腊的罗德岛和泰国就有这样的服务。

为家属提供有关疾病和最佳应对方式的知识，是成功实现家庭护理的基本前提之一。自1999年以来，巴特艾布灵舍恩医院的阿尔茨海默病治疗中心一直在提供这方面的特殊服务。痴呆患者可以与一位家属在医院里待三四周，参与一个住院康复项目。一方面，患者会收到一个为他们量身定做的治疗计划：寻找患者身上尚未消退的能力，让他们愉快地"练习"这些能力，并以最佳方式保持住能力。另一方面，陪同的家属也会得到最佳的培训，目标是实现生活状况的长期稳定，包括让家属为与痴呆患者一起生活做好最充分的准备，避免家属出现由压力引起的继发性疾病。

如果家属需要较长时间的休整，想独自去度假，或者家属生病了，患者可以享受所谓的短期护理服务。长期护理保险（在确认患者需要护理的情况下）保证痴呆患者每年最多可以在护理机构中住4个星期。如果患者想待在家里，而患者家属需要度假或出于其他原因无法照顾患者，患者也可以享受灵活的替代护理服务。这种"替代性护理服务"可以由流动护理服务点、私家护理人员、志愿者或家属（一级和二级亲属：父母、子女、孙子女、兄弟姐妹）提供，享受此服务的时间每年最长6周。短期护理服务和替代护理服务也可以同时享受，但是必须向相关的长期护理保险公司提出申请，保险公司会提供所有重要的信息。

以上列出的减负服务远远不是全部，各个地区提供的服务也有很大差异。重要的是家属自己要积极行动起来，获取关于现有服务的信息，可以询问家庭医生，询问痴呆咨询中心，利用德国阿尔茨海默病协会网络，可以与其他患者家属交流信息，相互学习。如果您决定在家里照顾您的亲人，这是您充分了解各种服务和援助的唯一途径。

辅以心理治疗

作为家属，您可能会发现，那些本应使您与痴呆患者的日常生活变得更轻松的减负服务其实并不够，您无法从与其他患者的交谈中充分受益，您需要空间与人单独交流您的想法、担忧和恐惧。如果您觉得自己无法再应对压力重重的生活状况，不要害怕寻求心理治疗。许多人甚至不考虑让自己接受心理治疗，因为他们害怕这会成为一种耻辱，这种担忧很荒谬，抑或是他们对这种治疗方法有误解。原则上，接受心理治疗不一定要患有明显的心理疾病。相反，心理治疗的目的是创造空间，让您在一个受保护的环境中进行沟通，帮助您接受不可改变的事实，强化资源，让您能以最好的方式安排您与患者的生活。

当然，心理治疗师首先得了解您的情况，并进行临床诊断和评估。护理压力的大小、压力的处理、痛苦和失败的经历、抑郁、疲惫和自杀倾向必须得到准确的评估，以便明确后续的治疗目标。一开始这种治疗可能让您感到不适，因为这样的情况对大多数人来说是陌生的。然而，没有人想把您"病理化"，给您贴上生病的标签。在治疗工作开始时进行评估，是治疗取得成功的基本前提。

心理治疗工作包括：[1]

- 有关特定老年疾病、经济和（社会）法律问题以及援助服务的信息传达。

- 帮助处理与年龄和疾病有关的变化及损害，处理令人产生压力的情绪，如悲伤、愤怒、内疚、羞耻和恐惧。

- 帮助接受和胜任新角色。

- 提升解决问题的技能，并给出应对有关年龄和疾病变化的策略。

- 识别与护理有关的功能失调性假设和图式。

- 促进有益的、积极的家庭关系，与患者共同开展有益的活动。

- 提高对压力极限的感知，提升自我关怀。

- 消除寻求非官方支持和专业支持的障碍。

- 稳定护理安排。

心理治疗意义非凡，可以让您更好地生活，痴呆患者也可以从中受益，只不过要考虑到他们认知能力的降低。神经退行性疾病被发现的时间越来越早，所以患者在患病早期就已确诊，有时他们会在意识清醒的情况下与这些疾病共同生活很长时间。对逐渐失去自我的恐惧，对即将需要护理的恐惧，以及对自己死亡的恐惧会导致绝望、消沉和悲伤，患者必须首先学会处理这些情绪，这时心理治疗就可以提供帮助：

- 牢记自己的身份和重要的生活目标。

- 即使患病，也要为自己定义生命的意义。

---

[1] WILZ G, PFEIFFER K. Fortschritte der Psychotherapie Band 73: Pflegende Angehörige[M]. Göttingen: Hogrefe Verlag, 2019.

- 解决当前的问题。

- 保持积极性和参与度。

- 实现情绪稳定。

- 适应发生变化的生活状况。

- 证明自己作为痴呆患者的自我价值。❶

目前，对痴呆患者进行心理治疗在医疗实践和心理治疗师的培训中都没有受到重视。然而，为了给患者提供应对疾病的专业援助，心理治疗是非常值得一试的。

总之，在患者诊断出痴呆后，患者家属就会面临巨大的挑战。为了使患者能够尽量长时间地和您共同生活，某些条件是必要的，甚至有可能需要您付出一切。生活在一个组织有序的减负和援助服务体系中，让您的亲人留在熟悉的环境中是最好的。尽管如此，没有人能够保证您不会达到压力极限。即便采取了各种预防措施，也不能预防日常生活中的所有矛盾冲突。在下面的章节中，我想举几个典型的例子，在这些情形下，您可能永远无法做好万全的准备，但只要了解这些可能要面对的挑战就能让您松一口气。尽量不要独自忍受每一次争论，因为您没有必要这样做。获取帮助并不是软弱的表现，而是恰恰相反。您要不断地提醒自己，如果不承认自己的压力极限，您自己的健康也会受到威胁，要好好照顾自己。

❶ JEESEN F. Handbuch Alzheimer-Krankheit: Grundlagen – Diagnostik – Therapie – Versorgung – Prävention [M]. Berlin: Walter de Gruyter, 2018.

第六章

与痴呆患者度过艰难的日常生活

当祖母患上痴呆时，我感到不知所措，因为我对这个问题一无所知，许多事情也许发生得太快了，我一时无法适应。在祖母病重的最后6个月里，作为她的孙女，作为她此生记忆中为数不多没有因痴呆而丢失的拼图之一，我竭尽全力陪伴在她身边。最后，出乎我意料的是，祖母死于多种并发症，而这些并发症实际上与痴呆并无多大关联。如果祖母得的不是痴呆，她肯定会及时就医。可事实是，她无法再用语言表达她的痛苦，也无法寻求帮助。祖母的死让我们家的人都感到不知所措，这一切发生得太快，我们都没有反应过来。

与一个严重痴呆的患者相处6个月，并且患者在这6个月里，大部分时间都住在护理院里受人照顾——我现在明白，这些事情根本不算什么。许多年后的今天，在我学过心理学、拿到了博士学位、从事过神经心理学家的工作、通过接触无数患者家庭积累了大量经验后，我懂得了如何规划自己的生活。对我个人来说，祖母的痴呆是我心里的一道创伤，因为她的情况时刻都在发生剧烈变化。各种事情接踵而来，我们根本没有时间去悲伤，没有机会深呼吸放松。我和祖母之间的角色转换就发生在一瞬间，有时我觉得自己在眨眼间就把眼泪流光了。在祖母生命最后的几个月里，我和她一起度过的时光就像笼罩在迷雾中的噩梦影像，而她突然、悲惨的离世则是这一帧帧影像最后的配乐。

我自己的故事和其他人不一样，因为我知道，大多数家庭与痴呆带来的困难作斗争的时间，比我当年与祖母相处的时间要长得多，他们需要不断适应患者受到越来越多限制的情况，数年如一日，非常艰难。今天，我可以传达给痴呆患者家属的大部分内容，不是个人经验，而是通过与患者及其家属打交道摸索出来的。每个病例都教会了我新的东西。我永远不能把一个患者的病情发展原封不动地套在另一个患者身上。无论我和我的同事给出怎样的应对建议，艰难的局面始终都是一种挑战。有关疾病的信息和行为建议，是让家属为和痴呆患者共同生活做好准备的最重要基石。然而，日常生活的复杂性和不可预测性，比理论建议所能捕捉到的要多得多。作为医生、心理学家和咨询中心的工作人员，我们需要向您学习，正如您向我们学习一样。照顾和护理工作的日常挑战使您成为真正的痴呆专家。我所能做的就是吸收您讲述的故事，定期反思我的知识水平，并且调整我的建议。

没有人能够帮助您为所有可能遇到的困难情形做好准备。您能做的就是创造一个环境，以最佳方式应对这些棘手的情况，让自己变得强大，尽可能冷静地应对日常生活的挑战。多年来，患者家属们向我讲述了各种不同层面的矛盾冲突。我想列举其中几个例子，这些例子描述的都是家属们无法提前做好准备，并且会感受到巨大压力的情形。

无法提前做准备的情形

不愉快的话题——开车

对许多人来说，可移动性在很大程度上决定了生活质量，它保证了老年人的自身独立性。在农村地区，汽车是一种难以被替代的交通工具。在我的家乡，当我还是个孩子的时候，校车每天都会往返几次，除此之外，我们几乎没有任何其他便利的途径离开村子，除非有人愿意花时间骑着自行车跑13公里到最近的城镇。我们这些村里的孩子都热切地盼望着自己的18岁生日，因为18岁那一天意味着巨大的自由。拥有驾照后，我感觉自己的生活范围扩充到了无限大！直到现在，我仍然记得自己第一次开车的感觉，那是我攒了很多年钱买的一辆草绿色的二手雷诺Twingo微型车，马力很小，没有动力转向系统，但我感觉自己是世界的女王。

当然，居住在大城市且附近有足够的公共交通资源的人，可能并不会在情感上和现实生活中依赖一本驾照：77%的德国人居住在城市或工业集中地区，只有15%的人居住在人口少于五千人的农村里。更令人吃惊的是，根据德国联邦机动车运输管理局的数据，仅2020年1月1日注册的载客汽车就有4770万辆，可见德国道路上的汽车数量多得令人难以想象。

在祖母年轻的时候，拥有驾驶证是一件很罕见的事情，对一个女人来说更是如此。事实上，她是村里第一个拿到驾驶证的女性。在她那一代人中，许多女性一辈子都没有拿到驾驶证，这种现象后来有所改变，所以现在会开车的老年人越来越多。

随着老年司机人数的增加，关于其驾驶适应性的讨论也在增多。在道路上驾驶机动车是一项极具认知挑战性的活动，每个人都需要全神贯注。随着年龄的增长，在常规条件下驾驶的心理要求，如各种注意力和信息处理速度，需要更多的认知资源，这会导致75岁以上的老年人在驾驶时特别容易疲劳，在危险情况中反应更慢，容易犯更多错误。和其他领域一样，这方面的认知缺陷不能一概而论，也有超过75岁的人的认知能力能够使其安全驾驶。有一些人很早就不适合开车了，因为他们的心理资源因疾病而减少和/或患有视觉和听觉障碍。

大多数老年人试图通过更加谨慎驾车来适应自身不断下降的能力。他们往往有几十年的驾驶经验，认为自己可以通过这种方式来弥补所有的不足。然而，一个人的自我评估能力同样也会受到年龄的影响。

我经常在农村地区开车，总会碰到一些看起来非常不靠谱的老年司机。当然，他们中大多数人开车时没有什么引人注意的地方，以至于没有人想到要仔细观察一下这些司机。然而，有些人开车时会有一些非常引人注目的举动，以至于我几乎想让他们马上停下来，询问他们是否一切正常。谨慎驾驶总是明智的选择，但速度太慢有时也会在路上造成危险。如果您在一条限速100km/h的乡村公路上，以60km/h的速度行驶，每遇到一辆迎面驶来的车辆就小心减速，有时反而会刺激其他司机在能见度低的路段鲁莽超车，从而增加危险发生的概率。

当我在交谈过程中提到开车的话题时，许多患者和其家属跟我说他们只开熟悉的路线：开车去几公里外的超市，到最近的镇子上看家庭医生，进城去药店买药。然而，即使是走熟悉的路线也可能遇到不可预见的危险，危险不会因为一个人走过这条路无数次而减少。如果一个孩子跑到马路上、一辆汇入车流的车无视你的优先行驶权、一辆在你前面的汽车突然刹车，你都要在几分之一秒内正确评估情况，并做出反应。如果司机存在一定程度的认知缺陷，就不可能做到这一点。

德国没有具有法律约束力的老年人驾驶能力测试，而在挪威、瑞典、荷兰等其他国家，这些测试方案已经实施了很多年。一般来说，从70岁开始，定期检查驾驶适应性已成为强制性规定。德国保险业协会的事故研究员也建议德国实施此规定，而政客们表示强烈反对，他们是不想吓跑潜在的选民吗？这简直就是骗子行径，他们脑子里想的都不是好事情。

在德国，人们可以自愿决定是否接受驾驶适应性测试。除了德国技术监督协会（TÜV）的医学心理学检测中心之外，德国机动车监督协会（DEKRA）等机构也在评估中心提供驾驶能力考试。参加交通医学体检和咨询的汽车驾驶员要接受健康审查，此外，驾驶员还要接受交通心理测试和驾驶行为观察。全德汽车俱乐部（ADAC）提供"驾驶能力检测"，即在驾驶教练的监督下，驾驶员可以测试自己的驾驶能力。那些想要练习驾驶能力的人，可以在远离真实道路交通的封闭区域参加老年人汽车特别培训项目。

在日常的医院工作中，我们经常建议患者进行驾驶适应性测试，但事实上，这并不总是能解决患者家庭的冲突，下面的例子就可以说明这一点，我会运用不同的方式来讲述这个故事。

S先生是一位六十岁左右，身材矮小结实，看起来很爱运动的男性，他主动来看我们医院的记忆门诊。S先生因为背痛已经退休，他以前是职业学校教师和道路工程师，根据他自己的说法，他的注意力和记忆力已经明显衰退了。

我首先对S先生进行了神经心理学检查，发现他有大量的认知缺陷，这不禁让我对他在谈话时的得体表现产生怀疑。S先生可以给人留下非常好的第一印象，我在检查前一度认为他不可能有什么问题。现在，S先生尝试了大量的认知任务，结果他只完成了远远低于平均水平的任务量，在下诊断结论的时候，我们怀疑他是不是患上了痴呆。在这种情况下，了解家属的间接病史是非常重要的，但患者是一个人开车来的，没有人陪同。

这种情况让我的上司，即S先生的主治医生，在那一刻做出了一个不容置喙的决定。他不准患者开车回家，要求患者把车停在医院里，让其家属来医院接他。大量明显的认知缺陷使患者的驾驶适应性看起来非常不可信。是的，S先生本人可能给人的印象是一个稳妥的司机，但如果让他继续开车，那就是失职了。当然，我们给他和他的家属带来了很多不便，但我们欣然接受了他们的不满。家属们匆匆赶来，我们告诉他们患者不适合开车，跟他们预约了下次讨论检查结果的时间。

几周后，S先生再次来看诊，这次他是和家属一起来的。主治医生详细向他们解释检查结果，指出这是一种特殊的阿尔茨海默病，即额叶变异型阿尔茨海默病，患者除了表现出记忆障碍和定向障碍等典型症状外，还伴有人格改变和行为异常。因此，家属表示因为不准患者开车而发生冲突的情况并不稀奇。S先生一直顽固不化，继续开车。家属们花了很大力气才说服他来复诊，讨论他的检查结果，因为他现在已经不信任这家医院了。我们不知道这件事，S先生在沟通过程中亲自证实了这一点，他不会让我们夺走他的自由。他四十多年来一直保持无事故驾驶的纪录，所以没有理由担心他开车会出问题。

事实上，像这样的情况有时很难应对。主治医生禁止患者开车，基于德国的法律规定，该禁令没有法律约束力。由于医生有保守秘密的义务，这些信息不会被传递给有关部门，所以患者可以继续开车，因为他仍然持有驾驶证。

即使是目前只表现出些许认知缺陷的痴呆患者，我们也建议他们不要自己开车，不仅是因为患者的认知缺陷会越来越严重。被诊断为神经退行性疾病也就意味着保险公司不能再为患者提供保障。如果患者发生了事故，根据不同保险公司的政策，即使患者没有过错，可能也要自行承担一定的经济责任。

我们建议S先生去做一次驾驶能力测试。在与家人长时间讨论后，他接受了测试。正如预期的那样，测试结果不乐观。后面的事情是怎么发展的呢？答案是没有发展。患者非常固执，不相信这个测试结果，坚持要继续开车。

在之后的时间里，我们不时地通过电话沟通为这个家庭提供支持，并在必要时建议他们采取更强有力的措施。患者家属想出了一些办法：有的人干脆把患者的车钥匙拿走，有的人把患者的车移走，跟患者解释修理厂已经查出车子有不可修复的故障，还有一些人只是简单地断开了车辆电池的连接。极端的办法有时都是被绝望逼出来的。

除了道德上的顾虑，所有这些措施都蕴藏着巨大的潜在冲突。很明显，这些"方法"会使人的良心不安。没有人希望管束所爱之人，对他撒谎、限制他、欺骗他，可是情况很棘手，似乎没有理想的解决办法。

随着时间的推移，许多痴呆患者接受了家属的这些所作所为，因为他们有记忆障碍，忘记了自己曾经有一辆车，也不再思考车钥匙在哪里。尽管痴呆让人很痛苦，但这些矛盾冲突很快就会消解。日子一天天过去，患者渐渐习惯了不再自己开车。不知从什么时候开始，他们甚至不再问起自己的车。痴呆继续加重，随之而来的是患者丧失对自身状况的认识，受到越来越多的限制。

如果所有这些措施都无济于事，患者坚持继续开车，最后唯一的办法可能是采取强制措施：您可以向您所在城市或乡镇主管驾驶证的机构汇报情况，请求他们依职权检查患者的驾驶适应性。该机构有义务调查这些线索，并将以官方的名义评估患者的驾驶能力。如果评估结果是否定的，患者的驾驶证就会被吊销。我也有遇到过家属在紧急情况下报警的经历。如果患者在驾驶过程中被拦下，被执法人员认定为意识不清、没有方向感，那么患者的驾驶证会被正式吊销。除此之外，患者有可能还要承担刑事责任。那些知道自己不适合驾驶却仍然继续驾驶的人，可以以"危害道路交通"的罪名被起诉，面临罚款甚至拘留的结果。

缺乏疾病认知

S先生不想放弃他的自主权和独立性，尽管有严重的认知障碍，但他还是在很长一段时间里坚持自己开车。他对自己的病没有认知，觉得自己很健康，这是我们在与痴呆患者打交道的过程中经常会遇到的情况。缺乏障碍意识的现象在额颞痴呆患者身上特别常见，说明这是一种源于额叶脑区的心理表现。然而，导致这种现象的不同疾病并没有一致的病变模式，因此人对自身健康状况的意识究竟产生于大脑中的哪个位置，目前尚不清楚。

如果患者没有意识到自己的缺陷，那么不可避免地会引发冲突，这种情况往往在患者确诊之前就存在了。如何说服一个自己都没有注意到自己在变化的人去看病呢？面对疾病的方法之一是否认自己有病，它与脑部疾病引起的对自身情况的认知障碍是有区别的，后者不应该被视为主动应对疾病的表现。这种认知障碍是痴呆的主要表现形式，无法被人的认知改变。

几年前，一对音乐人夫妇来到我们的记忆门诊。他们在一家小型私人音乐学校工作，在那里教钢琴，指挥室内管弦乐队。妻子说，最近她丈夫的几个学生对他的教学方式提出了抱怨。丈夫总是不知道哪些练习是最后进行的，看上去很漫不经心，情绪非常激动，有些学生真的很怕他。学生们的家长背地里都在谣传他是喝醉了来上课的。他的妻子试着和他聊一聊这件事，但他的反应很激烈，表示无法理解。他来看记忆门诊只是因为音乐学校的领导硬逼着他来的。领导要求这位钢琴教师对自己的精神状态进行医学评估，否则就要解雇他。

经过一番彻底检查，我们诊断他患的是原发性进行性失语症，即语言障碍。患者并不只患有失语症，同时患有行为变异型额颞痴呆。因此，语言障碍，特别是对意义的认知日益丧失导致患者的词汇量缩小，与此同时，患者表现出明显的行为异常和人格变化，使得我们与患者打交道变得更加困难。主治医生建议患者马上退休，这意味着患者很快就不能从事他的职业了。

我很清楚地记得这个人，我感觉我和他之间有一种奇特的联结。作为一名音乐家，我觉得我可以理解他被迫放弃职业生涯的痛苦。音乐不只是一种谋生的手段，它更是一种激情，是一剂生命的灵丹妙药，是一种使命。在神经心理学检查的过程中，我非常谨慎地对待患者，尽量以赞赏的态度与他交谈，以获得他的信任。我知道，如果我过于冷酷地让他面对自己的认知障碍，他会立即拒绝我们给他做进一步检查。我问他最喜欢的作曲家是谁，让他跟我聊一聊他的日常工作，给他时间适应，想办法让他放松下来。他很配合，耐心地完成了我交给他的所有任务。

我欣赏他，也为他感到惋惜。他一定觉得他身边的人都在给他带来痛苦，不怀好意地想夺走他生活中的一切。他像个小学生一样，坐在座位上，惊奇地看着自己的世界在那一天分崩离析。

讨论检查结果是一件很困难的事。这位患者不明白我们为什么一定要他退休，他离开的时候说他再也不会踏进我们的诊室半步。我后来了解到，他在那之后的确继续工作了很长一段时间。他的学生获得了更换老师的机会，他们中大多数人选择了这样做，所以这位音乐教师的工作量也就自然而然减少了。又过了一段时间，这位患者才接受自己不得不退休的事实，彻底放弃了教学工作。不久前他又来找我们做进一步检查，因为有一位非常受人尊敬的同事向患者提出了一个音乐家根本无法拒绝的请求：在我们医院的门诊部举办一场小型音乐会。患者答应了这个请求，这让我们非常高兴。

即使在医生做出诊断后，缺乏对疾病的了解也会造成巨大的冲突隐患。作为患者家属，您可能知道患者缺乏异常识别意识的原因是什么，但这在日常生活中真的没有任何帮助作用，只会给人带来压力。

甚至服药也会成为一个有争议的问题。如果患者认为自己是健康的，那他为什么要吃药？您要求患者把药吃了，但患者不肯吃，您就不断要求患者吃药。患者的声音越来越大，两眼之间由于愤怒出现深深的皱纹："不吃！"您明白现在正在发生什么事，并对此做出反应，您的声音也越来越大。不知从什么时候开始，你们对彼此大喊大叫，拼命维护自己的立场，没有任何解决办法，最后只能以吵架收场。患者依然没有服药，你们都充满了负面情绪。最糟糕的是，这样的情况只是未来无数个问题的冰山一角。

也许避免和患者讨论检查结果是更好的选择。和患者讨论没有任何意义，因为患者已经没有完全了解当前情况的认知能力。您作为一个健康的人，明白药物治疗的重要性。但我们都无法设身处地为患者着想，不明白在一个似乎并不适合他的现实世界中独自生活是什么感受。在这个现实世界中，所有人都认为患者有病，然而患者根本没有这种感觉。这种事情一定很可怕，始终面对着已有的缺陷，不可避免地会导致绝望和争吵。从某个角度而言，您只能为患者做"最好的事"，除此之外别无他法。有时，在讨论药物问题的时候，简单地吹嘘一下药物的疗效是有帮助的，治疗高血压或高胆固醇的药物，往往比抗抑郁药或镇静类药物更容易让患者接受。我还见过家属把药品磨碎，掺到饭菜里。但这两种方法都可能让家属内心产生矛盾。

如果患者出现认知障碍，缺乏对疾病的了解也会引发我们在正常情况下做梦都想不到的行为，这些行为远不止是拒绝服药那么简单。举一个B先生的案例，他是一名帕金森病痴呆早期患者，几年前就已经出现生理症状，如走路不稳，右手震颤明显，现在又出现了源于额叶脑区病变的认知障碍，包括间或出现的明显冲动，以及越来越无法把握某些行为的适当性。B先生在网上订购了大量物品。没过多久，他就已经拥有6把钻头、10把剃须刀、15把园艺剪。他订阅了无数本杂志，买了很多价格高昂的人造皮夹克。当他的妻子注意到自己丈夫的所作所为时，他已经花了将近两千欧元。买每一件物品时，B先生都坚持认为自己急需，任何试图阻止他的办法都以失败告终。B先生日常生活中的简单事情都需要依靠别人的帮助才能完成，但他却知道自己的支付密码并能付款完成交易，这怎么可能呢？他的妻子来看我们的记忆门诊时，我们可以理解她的绝望。她本人没有获得授权，无法进入B先生的账户。我们只能建议她采取紧急措施，不让B先生上网，然后她照做了。她告诉自己的丈夫，电脑坏了，还把电脑藏了起来。

作为患者家属，对疾病缺乏了解是一种巨大的压力，那对患者本人来说呢？有时可能是件好事。我清楚地记得一位比较年轻的患者Z女士，她和前面提到过的钢琴老师一样，患有原发性进行性失语症。Z女士和她的女儿们住在一个小公寓里。尽管患有进行性语言障碍，但Z女士仍能独立处理日常生活中的事务，可以给正在长身体的孩子们做饭，打扫房间，购置零星物品。不过令人吃惊的是，她在与人交谈的过程中几乎说不出可以让别人听懂的句子，只能把空洞的短语和无意义的词串在一起，对方几乎猜不出她要表达的意思。缺乏异常识别意识意味着Z女士无法觉察到其他人听不懂她的话。她非常喜欢说话，而且话又多又密。

Z女士只去过我们医院一次，因为她从家里到医院要两个多小时，她除了女儿们外没有其他家属，而且任何人开车送她来医院都要费很大的力气。当时，在诊断过程中，我和同事给她做了一个神经心理学检查，并把她纳入我们的观察研究，以便继续照顾她。此后，我们每年与她的法定监护人以及她本人联系一次，询问她的情况，有机会的话，我们还会上门去拜访她。

我们每次给Z女士打电话，她总是亲自接听。我们说出了我们的名字和打电话的原因，她立即开始喋喋不休。短短几分钟时间，她讲了又讲，中间还笑了起来，好像她开了个玩笑，然后她又变得精力充沛，讲话的语调表示她有一个激动人心的故事要讲，只不过我们一个字都听不懂。Z女士说话很流利，但内容很空洞，她就是一个"教科书式的失语症病例"。如果我们幸运的话，她的监护人就在旁边，随时可以将电话听筒接过去。如果不够幸运的话，Z女士在她的自言自语结束后就会直接挂断电话。

我们每次都和Z女士约在她的公寓见面。她兴高采烈地给我们开门，接着又开始喋喋不休。我确信她不知道我们是谁，但她很高兴，给我们端来饼干，放在桌子上，不停地说，滔滔不绝。Z女士的监护人也在场，她会向我们简单介绍Z女士目前的健康状况，如果幸运的话，我们至少能给Z女士布置一些简单的认知任务。由于她的语言理解能力极其有限，我们几乎无法向她解释任何任务。只有当我们布置的任务简单到不言自明时，Z女士才会拿起铅笔，在纸上画一个我给她看过的几何图形。在画图的过程中，她仍然富有激情地跟我们说话。

没有人能与Z女士共情，她生活在自己的世界里，她兴奋地谈论着这个世界，但没有人理解她，只是她并没有意识到这一点，所以她看起来非常满足。当然，她那种不可阻挡的表达欲让我们觉得很疲倦。唯一能让Z女士停止喋喋不休的人是她最喜欢的歌手安德烈亚斯·布拉尼（Andreas Bourani）。这位流行歌手自2011年以来凭借《只在我脑海中》（*Nur in meinem Kopf*）和《为我们喝彩》（*Auf uns*）（德国电视一台ARD为报道2014年巴西足球世界杯而创作的世界杯歌曲）等歌曲而成名，歌声动人，为人熟知。Z女士也许是他最忠实的粉丝，每当别人提到他的名字，接下来发生的事情都会令人震惊：Z女士停下来，眼睛开始发亮。她跑到客厅的柜子旁边，从里面拿出一个小型CD播放器。她放了一首这位歌手的歌，跟着唱了起来，歌声充满狂热和激情，而且唱的每个字都是正确的。她把每一句歌词都记下来了，并且完整准确地唱了出来。就在这三分钟里，Z女士的语言障碍似乎消失了。当我和同事们回忆起当时的情形时，我们仍然会很感动。

作为神经心理学家，拜访Z女士让我们疲惫不堪，但也让我们备受启发，她的失语症让人印象深刻。当然，对Z女士的孩子们来说，她们的感受肯定不一样，别人很难想象看着自己的母亲变成现在这个样子是什么滋味。女儿们有母亲陪在身边，但又好像没有。她们之间完全无法沟通，那个生病之前健健康康的女人已经不复存在了。这家人生活在一起，但是痴呆却在她们之间竖起了一道无法跨越的墙。我们只能寄希望于孩子们非常了解痴呆这种疾病，能够正确地应对她们母亲的行为。我们本想在拜访Z女士期间给她的女儿们一点建议，但我们却没见到她们，她们不愿意参加我们和Z女士的会面。

随着痴呆病情的发展，要评估一个患者是否了解自己的疾病变得越来越困难。当患者几乎不再开口说话，需要身体护理，自我、性格和本性都发生很大变化的时候，那个我们以前所爱的人已经没有留下一丁点影子了，作为家属，我们只希望他们不知道自己得了病，这倒是个好办法。如果知道自己得了一种日渐严重的病，每个当事人都会感到绝望，而这种绝望的感受是无法阻挡的。因此，作为陪伴患者走入他们新世界的伴侣，我们应该慢慢学会享受目前仍然拥有的事物，哪怕它们微不足道。比如，在早晨给他们一个问候的微笑、一个意外的拥抱、一个满意的表情。

个人卫生越来越差

每天去卫生间，包括洗澡和刷牙，对每个独立、健康的人来说，就像吃饭和睡觉一样，是日常生活的一部分。在我们看来理所当然的事情，对痴呆患者来说可能是一种挑战：要么是因为他们对个人卫生的要求降低了，要么是因为他们的身体状况和精神状况太差，没办法自己洗漱，不能自己照顾自己。

作为一名痴呆患者的家属，虽然我对这个话题有发言权，但我并不觉得自己是个专家。我的祖母住在护理院里，大部分时间都在那里接受护理人员的照顾，所以我很少照顾她的个人卫生。在我的日常工作中，患者家属讲述的各种故事开阔了我的眼界。我对他们所有人都怀有无限的敬意。照顾所爱的人，或被人照顾，从多个方面来讲都是一种挑战。

特别是在额颞痴呆患者群体中，我们经常观察到患者在疾病的早期阶段，个人卫生状况就已经开始变差，这种情况无法用患者实际的护理需求来解释。有一次，我在医院里给一个非常年轻的行为变异型额颞痴呆患者做了检查。S女士是一位四十岁左右的女性，非常漂亮。她是一名教师，由她的父亲陪同前来，而她的丈夫则留在家里照顾儿子。乍一看，S女士的症状主要表现为明显的精神不集中、冲动行为以及强迫性行为。她坐在床上，当我们向她提问时，她突然开始抱怨，我们基本听不懂她在说什么。她说了一句话后，停了下来，接着又开始说，换了个话题，跳起来去了厕所，回来后坐下，又跳起来去了厕所，回来后开始找东西吃，然后又去了厕所。她似乎受到了疯狂的驱使，偶尔能够充分地描述自己的感受，她甚至对自己的疾病有一定的了解。虽然S女士并不完全了解自己的病情，但她总是口头上说哪里不对劲，她似乎真的很痛苦。

S女士的父亲说，他的女儿几个月来一直拒绝洗头。以前及腰的金发现在变成了脑后一个乱蓬蓬的发髻，而这似乎并没有让S女士感到困扰。在家里，需要丈夫和她的父母一起帮忙，采用强制手段，才能把S女士拖到浴室里。S女士被抬进浴缸，家属们必须忍受她激烈的反抗，每次给她洗澡都要耗费很长时间。她的头上不能有水，如果有水，S女士会表现得非常恐慌，所以她的头发已经几个月没有洗过了。S女士不再有羞耻感，所以全家人都参与她的日常卫生护理基本上不成问题，只是她强烈的抵触情绪难以抑制。只有不停地鼓励她，用糖果吸引她，S女士才会允许家属们给她洗漱。

如果一个患者表现出更多的反抗情绪而不是认知障碍，能在短时间内与您正常交流，却不能每周至少主动洗一次澡，那么这种模糊的、矛盾的和紧张的感觉会扰乱您和患者之间的关系。有一些家属甚至觉得患者的行为背后有"阴谋"，他们认为患者是故意放任自己，只是不想"振作起来"照顾自己。我在从事心理学的工作时，了解到患者家属会产生这种错误的判断。有些患者天赋异禀，很懂得在社交场合和陌生人面前保持一种不引人注目的面貌，使得别人都开始怀疑这些患者是不是真的有病在身。健康的人很难理解的一点是：患有痴呆的人其实无法有意识地控制个人卫生意愿的不断下降。

许多神经退行性疾病的患者额叶受到损害，使他们失去了保持个人卫生的意识。此外，由于记忆障碍和协调功能障碍，患者的基本能力可能丧失，他们的日常行动会变得更加困难。阿尔茨海默病患者可能每天都会忘记上厕所。随着病情的发展，进行有目的性的运动会变得更加困难，例如，在穿脱衣服时手臂和腿部无法协调。在我们看来理所当然的手部动作，如拿牙刷或刷牙，对患者而言会变得越来越费力。根据疾病的严重程度以及相关的认知障碍和身体障碍水平，患者需要我们的帮助。如果您的伴侣或者父母或者其他某个人生病了，而您无法自己一个人扛下护理患者卫生的担子，这是完全可以理解的。如果有人不得不为自己划定某种界限，并寻求外部帮助，他不应该感到愧疚和难过。通常情况下，如果患者的个人卫生护理可以由护理服务机构接手，甚至会让患者与家属的关系得到缓和。如果您患病的家人早上由护理人员负责帮助洗漱，您就可以为大家准备早餐。患者不会把他们可能感觉到的羞耻和无助怪到您头上，他们只会期待和您一起喝咖啡。

我的祖母基本上还能自己穿衣服，但如果不是我们每天早上把干净的衣服放在她的床上，她每天都会穿同样的衣服。每当她穿上同一件自己织的毛衣时，我常常笑出声来；不知何故，这也许是她坚决想要保留的身份的一部分。在我童年时，祖母亲手织了很多东西，她很喜欢织东西。总是穿着同一件衣服，在某种程度上是在提醒她想起以前的自己，至少我是这么认为的。

我的祖母还可以自己洗漱，但她看起来更像是一个小孩子，不情愿地用湿毛巾给自己擦脸。在我小时候，我父亲就说我洗脸是"马马虎虎擦两下"。所以，我们不得不帮她一把，把她带到浴室里，确保她真的用了肥皂。如果有必要，我会毫不犹豫地帮她护理个人卫生，那时我很快就习惯了做这些事情。没必要害羞，因为她自己已经感觉不到羞耻了。然而，并非所有人在这种情况下都有这种"好运"。当亲近的人想干涉患者的日常个人卫生护理时，许多患者会有愤怒或攻击性的反应。

正确且有效的做法是，让患者在尽可能长的时间内，依靠自己的力量做尽可能多的事情，但我们必须给他们创造条件，将发生事故的风险降到最低。许多患者站立不稳，有平衡障碍，容易摔倒，越过阶梯走进浴室就意味着会有巨大的危险，而光滑的瓷砖地板也会有同样的危险。在德国，如果患者被划分到某个护理等级，他们有权获得相应的"改善生活环境"的补贴。如果您家的浴室不适合残疾人使用，请对其进行改造，补贴（截至2020年1月）最高可达四千欧元，虽然这些钱通常不够用，但它不失为一个好的开始。

随着护理需求的增加，牙齿的日常卫生护理已成为一项挑战。针对阿尔茨海默病患者口腔健康的研究表明，患者不仅患龋齿和牙周病的概率明显高于常人，而且这一数字在病情发展的过程中会越来越高。额颞痴呆患者更易患龋齿，这可能与饮食行为的改变有关，特别是与患者甜食摄入量的增加有关。在疾病的后期，当患者的个人卫生必须完全由他人负责，并且患者可能无法再自发地说话时，才发现牙齿问题往往已经太迟了。那么，为了消除牙痛，维持患者的生活质量，就不可避免地要采取进一步的干预措施了。

易摔倒

我的职业生涯刚开始时，我经常纳闷为什么同事们都询问患者曾经是否摔倒过，如果是的话，这种情况是否经常发生。当时，我还没有意识到这个问题对于许多患者而言有着重大意义。事实上，人的肌肉力量、耐力、平衡力和活动能力在五十岁左右便开始下降，如果不做定期训练，那么摔倒的风险也会随之增加。视力和心血管系统也会随着年龄的增长而改变，行走的稳健性会下降。这些都是正常衰老过程的一部分，所以不值得小题大做，而且这些现象在一部分人身上出现的时间较早，在另一部分人身上出现的时间较晚，对每个人的影响都有限。如果一个人经常锻炼，训练肌肉、做体操，可以有效地降低摔倒的风险。然而，如果一个人患有影响反应能力的疾病或服用降低反应能力的药物，那么摔倒就会成为一个日常问题，并且随着时间的推移将很难控制。

在65岁以上的老年人群中，有三分之一的人每年至少摔倒一次，其中一半的人甚至至少摔倒两次。❶在这些摔倒的老年人中，10%~15%的人会严重受伤，其中髋骨骨折和股骨颈骨折最为常见。事实上，大众往往非常同

---

❶ MOYLAN K C , BINDER E F. Falls in Older Adults: Risk Assessment, Management and Prevention[J]. American Journal of Medicine, 2007, 120(6): 493.e1−493.e6.

情股骨颈骨折的患者，他们认为患者现在已经在"走下坡路"了。我以前也有这种感觉。当家里人谈到一位上了年纪的长辈因摔倒而骨折时，我们都对这种情况表示痛惜，只是当时的我根本说不清楚为什么会这样。

现在我明白了，对这种骨折患者的健康状况表示担忧其实并不牵强，尽管有许多例子可以证明，股骨颈骨折的高龄患者也可以恢复得特别好，但一旦发病，后果就会很严重，例如血栓、股骨头坏死或感染。50%的患者在骨折后需要一定程度的护理，10%~30%的患者甚至需要长期护理。

在这种情况下，"虚弱"一词就有了特别的意义。"虚弱"是指人在老年时的脆弱程度，作为一种风险因素，会导致并发症和死亡率增加，致使住院时间延长，造成社会生活方面的限制。❶其原因是生理储备减少，面对压力因素时的易受损性增加。身体机能的下降包括体重不受控地减轻、易疲劳、肌无力、行走缓慢和身体活动减少。

下面，我将借助一个虚构的例子粗略地解释虚弱的产生及其后果。A先生已经80岁了，他一生都很健康，是个运动健将。尽管如此，岁月还是在他身上留下了痕迹。他有膝关节炎，多年前诊断出的椎间盘突出也让他饱受后遗症的折磨。虽然他现在不一定会被当地足球俱乐部的第一梯队选中，但他仍然感觉自己身体健康，喜欢运动。直到有一年冬天，他在一条光滑的路上摔倒，背部严重挫伤，结果好几个星期几乎动弹不得，每走一步甚至每一次深呼吸都会引发严重的疼痛，A先生只好在床上静养两个星期，也就是在这段时间里，他的身体状况不可抑制地衰退，导致他最终变

---

❶ FRIED L P, TANGEN C M, WALSTON J, et al. Frailty in older adults: evidence for a phenotype[J]. The journals of gerontology. Series A, Biological sciences and medical sciences, 2001, 56(3): M146−M156.

成体质虚弱的人。

首先，缺乏运动会导致肌肉群和肌肉力量的减少，然后最大摄氧量降低，代谢率和能量消耗减少。肌肉力量的降低又会改变步速，相比跌倒前，A先生在床上躺了几周后只能走更短的距离，由于这种"运动障碍"，他的活动水平随之降低。由于活动水平降低，患者吃的食物量减少，因为他的能量需求变少了。吃得少，就像缺乏运动一样，意味着肌肉群和肌肉力量的进一步损失，走路变得更加困难，走路的距离变得更短，体重随之下降。A先生感到越来越疲惫，体力不支。最后，以前那个热爱运动、身心活跃的老人变成了一个体弱多病的人。

我认为股骨颈骨折是非常致命的，因为它恰恰促进了这种"虚弱"的发展，因此采取积极活跃的治疗措施显得更加重要，以使患者能够尽快恢复活动能力。

摔倒风险的增加并不仅仅是由于健康状况的下降，还有神经系统的原因，例如帕金森病的患者也有可能摔倒。诸如额颞痴呆或路易体痴呆等类型的痴呆可能伴随有帕金森病的症状，患者常常出现行走困难，其特点是行走速度减慢，手臂摆动减少，步幅变小，步履蹒跚。

即使是低矮的鞋跟或门槛也会使患者摔倒，如果患者身体向前弯曲，甚至不需要鞋跟和门槛，就会轻易失去平衡。减少日常生活中的"摔倒陷阱"，将摔倒的风险降到最低是很重要的。例如，不铺地毯；如果可以的话，在墙上安装扶手；提供助步车等辅助工具。患者不应该任由自己的运动能力进一步降低，应该保持对运动的兴趣，但这一点就更加困难了，因为许多患者在摔倒后会产生恐惧感，正因如此，他们运动得越来越少。

那些走路不稳的人，如果没有其他可用的辅助工具，通常需要其他支持。许多患者习惯于在家属搀扶下稳健地行走。任何曾经与有行走障碍的患者一起散步的人都知道，对于陪同的人来说，这是件力气活儿，整个过程会让人感到非常劳累。

我在一对来自黑森林的老年夫妇身上，深刻地体会到了频繁跌倒的危害性，他们从2015年开始定期来我们医院复诊。T先生和T夫人都是年近八十的人，乍一看，他们散发着令人羡慕的健康气息。作为徒步旅行的狂热爱好者，他们更愿意把时间花在新鲜空气中，四处旅游。这对夫妇已经携手走过了五十多年时光，幸福得令人陶醉。T夫人自豪地跟我述说她丈夫的故事，自然地握着他的手。她是一个优雅的女人，有一头金色的长发，妆容得体而不失品位，魅力四射。谁说这个年龄段的女人没有吸引力？我觉得她很了不起。

T先生看起来很孤僻，但这并不令人惊讶，因为他的认知能力下降正是他来找我们进行记忆咨询的原因。他看起来非常健康，但当他参与谈话时，就暴露问题了。事实上，当时他的语言障碍越来越严重，我们最终确诊他患的是神经退行性疾病，具体为非流利变异型原发性进行性失语症。表面看来，他的主要症状，准确说是唯一的症状，就是发音的清晰度严重下降，这使得他说的话非常难以理解，以至于我们往往得猜测他说话的内容。

现在回想起来，我们的做法并不完全正确。第一次就诊后，T先生在很短的时间内出现了类似帕金森病的生理症状，并且越来越明显，这些症状很快就掩盖了语言障碍。大约六个月后，在他第二次就诊时，他走路已经显得非常不稳，必须由他的妻子搀扶，在椅子上落座也是摇摇晃晃的。他已经无法自己站起来了，目光呆滞，反应非常迟钝。我们认为他患的是非典型帕金森综合征，属于额颞痴呆的范畴，很难想象这对一个一生都热衷于锻炼和运动的人意味着什么。

T先生完全意识到了自己的这些问题，饱受痛苦，这也让他的妻子感到很绝望。三十多年来，他们一直住在一栋没有电梯的公寓楼二楼，无法想象他们现在要搬出这栋公寓时是一种什么心情。这个家承载了太多的回忆，他们在那里度过了大半生，可是谁又会责怪他们呢？

随着病情迅速发展，T先生摔倒的频率越来越高。他常常伤得很重，必须入院接受治疗。我们必须明白，表现出帕金森病症状的患者真的很容易摔倒，他们没有任何支撑自己的能力，无法减轻摔倒带来的冲击。T先生很多次都是头部直接磕在地上，撕裂伤只不过是他身上最轻的伤而已。

他的妻子试图清理掉公寓里所有可能让T先生摔跤的物品，尽力在她丈夫想起身的时候陪在他身边，但实际上他们不可能每时每刻都在同一个房间里过日子。T夫人总得上洗手间，总得洗澡、做饭、扔垃圾，而这些仅仅是日常生活中最基本的活动。T夫人为了全天候陪伴她的丈夫，无微不至地照顾他，完全将自己的生活抛在脑后。可尽管如此，哪怕是短暂的分开也足以让T先生严重摔倒。T先生不愿意承认自己不能再独自行走，于是他不断尝试自己站起来，却一次又一次地摔倒。

这种事情令人疲惫不堪、精疲力尽。T夫人几乎不敢洗澡了，以免她丈夫想要起身的时候她不在旁边，这种情况是非常可怕的。他们的公寓里没有电梯，使情况变得更加糟糕。上下楼梯不仅对患者本人造成危险，也会对患者妻子造成威胁，因为当T先生上下楼时，T夫人必须用自己的全部力量来支撑丈夫。如果她没能保持平衡，他们就会同时摔倒。T夫人的身体压力和心理压力都是巨大的。我给不了他们任何"机智"的建议，只要他们继续住在那个公寓里，这些问题就无法解决。

最后，剩下的唯一选择是将T先生送入护理院。T夫人很清楚，她已经走投无路了，她不得不忍受被迫与丈夫分离的痛苦，这简直令人心碎。我试图鼓励她，因为她做出了正确的决定。尽管如此，每个人都应该明白，经过五十多年的婚姻生活后，没有另一半的生活是难以想象的。

如果患者不适应援助服务

痴呆患者的家属在家庭护理方面有大量的减负服务可以选择。日间护理机构、社会服务或邻里互助协会的目的，是为负责照顾患者的家属提供自由空间，避免他们不堪重负。只有当照顾患者的人有机会拥有自己的生活时，在家照顾患者的工作才能得到长期的保证。在许多情况下，善意的自我牺牲在某种程度上会导致身体和心理上的疾病，无论人们觉得自己在家庭护理方面做了多么充足的准备，这种情况都有可能发生。因此，将那些患有痴呆的人纳入低门槛的减负服务范围中尤为重要，好让患者家属能够喘口气，哪怕只有几个小时。但是，如果患者不适应这样的服务，会发生什么呢？我的工作经验告诉我，援助服务并不一定在任何情况下都会起作用。

痴呆可能伴随着非常不一样的行为障碍，这使得常人与患者打交道变得很困难，患者必须被单独照顾。日间护理机构往往是非常敏感的机构，因为那里照料的群体千差万别。并非所有住在日间护理机构的人都患有痴呆，没有认知障碍的老年人也在享受这种服务。因此，每个人的需求都不同。当患者已处于痴呆晚期或因痴呆表现出明显的行为障碍时，他们无法进行护理机构安排的活动，也就无法完全参与团体活动，这样的情况往往很棘手。专业人士和志愿者只能通过为老年人群体提供共享的膳食和活动，来满足他们的护理和活动需求。

想象一下，一个痴呆患者出现了精神运动性不安和强烈的逃跑冲动，这使得他在家吃早餐时无法在餐桌前安静地坐10分钟。他坐下去，又跳起来，走到门口，又走回来，然后又走开，一直反复。无论要求他坐下来多少次，他都无法理解，所有的恳求他都听不进去。在家里，负责照顾患者的家属的承受力和耐心已经受到了严峻考验，而日间护理机构也可能达到忍耐的极限。在集体护理环境中，患者的这种行为往往是不能被接受的，因为护理机构没有足够的能力给予每个患者足够的关注，也不能让患者满足自己的逃跑冲动。集体中其他被照顾的患者，可能会因为某个患者的焦虑而变得紧张，感到不舒服，对日间护理机构服务的接受程度也会下降。最后，护理机构的负责人别无他法，只能要求患者的家属把患者带回家。

各种各样的行为障碍会使集体护理的每项工作都变得复杂。除了上文描述的强烈的逃跑冲动外，行为障碍还包括：处于痴呆后期的患者总是不断发出声音，如连续数小时的呼救呻吟，或以类似回声的方式重复谈话的某些内容。有一些患者不再遵守社会习俗和规则，总是越界，直接从其他患者那里拿东西。还有一些患者基本上会拒绝所有的团体活动，因为他们可能觉得不舒服，根本不想待在护理机构里。年轻的痴呆患者可能仅仅因为他们的年龄就会引起其他患者的不满。

患者什么时候会给日间护理机构带来挑战，当然不是可以悉数预测的。如果这种情况真的发生，我很能理解家属的愤怒和绝望。然而，护理机构本身通常不应受到指责。我坚信，他们已经尽力了。问题出在政策上，现有的护理体系没有提供其他选择，除了在家里照顾患者，当这条路实在走不通的时候，我们只能寻找一家合适的护理院，但即便如此，这个办法也并不总是好使，因为护理院有可能拒收患者。

我总是尽力对各方表示理解。我看到了家属的困境，也看到了护理机构的困境。我明白政界的巨大责任，也理解他们理论上必须取悦所有人的两难处境。我们也许可以认为，我们的护理体系确实存在弱点，有些问题解决得不好。

短期护理服务也是为了给照顾患者的家属提供安全感和减负的空间，帮助他们应对紧急情况。在短时间内，患者可以享受全方位的居住式护理服务，例如在接受住院治疗后，患者的身体状况还不足以让他们回家休养。如果护理需求急剧增加，而家属无法满足额外的护理需求，或者家属自己生病了，抑或是家属需要休息，都可以选择短期护理服务。在德国，患者每年可享受为期56天的短期护理服务，从2级护理开始，长期护理保险将为享受短期护理服务的患者提供补贴。

事实上，对于那些身体健康且活跃，可能还比较年轻的患者而言，短期护理服务机构有时并不是一个好的解决方案。我记得D先生，一个五十岁出头的男人，患有痴呆，他的姐姐和姐夫在家给予了他无微不至的关怀和照顾，后来也是由他们对D先生进行护理。D先生在日常生活中非常依赖别人的帮助，但他最依赖的是有条理的生活模式。如果他和熟悉的人生活在一个低刺激的环境中，保持忙碌，他就会明显感觉到自己状态很好，整个人很放松。D先生的姐姐尽可能多地与他保持身体上的接触，这是他非常需要的，她握着他的手，当弟弟似乎需要什么东西时，她会从容且快速地作出反应。因此，D先生的姐姐每天陪他上无数次厕所，有效应对了大小便失禁问题。然而，在短期护理服务机构中，当D先生作为集体的一员，和其他患者一起看报纸或做饭时，他的内心充满不安与混乱，他在这个集体中不知所措，压力很大。尤其是到了周末，护理机构没有安排日常活动，这对那里的护理人员也是一种挑战。由于没有在熟悉的环境中接受一对一的护理，D先生渐渐失去了方向感，整个人失魂落魄。实际上，短期护理服务本来只是为了给家属们提供一个喘息的机会，但服务结束后的负面影响导致了患者的护理需求大大增加。D先生每次都表现出明显的退步，要么突然大小便失禁，要么一天到晚在走廊上走来走去，他总是要花好几周时间才能重新找回他的正常生活节奏，所以D先生一家最后没有考虑短期护理服务。

已有的减负援助服务存在漏洞，这使得一些负责照顾患者的家属面临一些无法解决的问题。如果只能在家里照顾患者，那么在很多情况下家属要一直观察患者，并且为患者提供护理支持，这样一来，家属就很难有自己的全职工作，他们不得不减少工作时间，家庭的收入也随之变少。

总结一下在德国痴呆患者可以获得的经济帮助：需要2级护理的患者，自2017年起每月可获得316欧元补贴；而最高的5级护理患者，每月可获得901欧元补贴。如果家属、朋友或熟人愿意在家照顾患者，这笔钱就会支付给他们。如果患者的亲戚朋友得到了专业护理机构的援助（如日常个人卫生或用药方面的援助），那么护理补贴将根据这些护理机构提供的实际援助进行相应比例的调减。如果患者长期居住在护理院中，那么对于需要2级及以上护理的患者，长期护理保险公司将向护理院支付770欧元的补贴，需要5级护理的患者的补贴为2005欧元。

因此，对家庭护理、居住式护理以及专业护理的财政补贴，是按照不同标准分配的。如果一个患者由于自身症状特别棘手，无法享受居住式护理服务，并且有工作的家属只能独自承担照顾患者的责任时，那他们别无选择，只能减少自己的工作时间或者干脆辞职，以确保能在家照顾患者。

而护理补贴完全不能补偿因此减少的收入，后果是家属还得担心家庭的经济状况，若出于这方面的考虑，家属没有为自己缴纳养老金，还将面临老年贫困的威胁。如果照顾患者的家属也能像护理机构那样获得"报酬"，那么就会有更多的人放弃工作，安心在家照顾患者。

如果帮助遭到拒绝

当我开始构思这本书的内容时，我其实一直认为患者和他们的家属希望得到援助，他们也确实需要援助。甚至当我几乎写完了整本书时，也从来都没有想过，如果患者和患者家属根本不想要外来的帮助会怎么样。碰巧的是，在写完最后一章前不久，有几位家属几乎同时给我发来信息，告诉我他们的父母和亲人尽管已经年老体弱，却拒绝任何外部的帮助。在这种情况下，您能做些什么呢？

让我们试着从这些人的角度出发来考虑问题。想象一下，您和您的伴侣在一起生活了差不多一辈子，共同养育孩子，孩子长大成人后生下可爱的孙子。你们一起跨过了生活中的所有障碍，终于有一天退休了，过上了舒适的居家生活，慢慢活到70岁、75岁、80岁，然后您的伴侣生病了。他开始健忘，体质虚弱，整天坐在沙发椅上，再也无法自己站起来，尽管有助步车，但他能够行走的距离还是大大缩短，基本上出不了门。您的孩子负责购物，因为几年前，在经历了好几次追尾事故后，您决定再也不开车了。几十年来，同一个家庭医生一直为您效劳，他定期给您看病，您也无条件地信任他，顶多是在看牙医或泌尿科医生的时候，您才会同意让那些专科医生做检查。几十年来，您一直住在自己的家里，房子不大，但很精致，也住了很多年，不管怎样，现在要改变些什么已经太晚了。不知从什么时候开始，您伴侣发生的变化如此棘手，以至于他一秒钟都不能离开您的视线。如果他独自起身，有可能会摔倒。每次上厕所都要去二楼，这是房子里唯一的卫生间。爬楼梯对您的伴侣来说不亚于一种折磨，如果他摔倒，您自己也会有危险。您站在他身后，他每走一步，您都告诉自己，如果他失去平衡，您可以扶住他。您家里的浴室不符合残疾人使用需求，没有无障碍步入式淋浴，只有一个狭窄的浴缸，这对您腿脚不便的丈夫来说是一个几乎无法克服的障碍。但正如我之前所说，在您看来，浴室已经没必要进行改造了，毕竟您现在已经85岁了，而您的伴侣甚至快90岁了。

您丈夫的痴呆越来越严重，表现出的症状愈发棘手。他不仅健忘，而且易怒多疑。您无法再取悦他，他也无法让您开心。痴呆使他幻想着要离开家，因为他认为马上就可以见到他的同事了，这种事情让您很生气。您不明白这是他的病造成的，因为您不清楚自己的丈夫到底出了什么问题。你的丈夫没有医生的诊断，您只带他去看家庭医生，您觉得这就足够了。您对丈夫说，他已经退休很久了，现在肯定见不到他的同事了，而且大部分人早就不在这世上了，他就是精神不正常。您的伴侣很生气，不听劝阻，他对您说："你知道什么！"他经常攻击您，任何尊重性的行为都已经不复存在了。您一天24小时忍受着他的情绪，操持家务，跟在他后面跑，早上给他穿衣服，晚上给他脱衣服，陪他上厕所，给他洗澡，听他指挥，还要被他伤害，您已经筋疲力尽了。

然后有一天，您的孩子来探望你们，与您进行不确定的眼神交流，然后告诉您，是时候寻求外部帮助了，因为您和您的伴侣都无法继续相处下去了，最好的办法是请护理服务机构帮忙。爬楼梯也是非常危险的，您可能再也不能待在这个房子里了。您觉得自己的脑袋好像被撞了一下，让陌生人进屋是绝对不可能的！改造浴室需要几周甚至几个月的时间，这也是绝对不可接受的。即使把卧室搬到一楼，对您来说也无异于一种惩罚。您拒绝一切帮助，总是自己想办法解决问题，现在看来，事情也没有那么糟糕，反正您丈夫经常坐在他的沙发椅上……

我最近经常听到这样的例子，主要是孩子们无法让父母接受帮助，而事实上，这种问题似乎是无法解决的。在这种情况下，几乎不可能强迫父母接受帮助。如果上述例子中的这位妇女认知健全，有行为能力，她就有权做决定，可以轻而易举地取消已经预订好的社会服务。当然，有一种可能是当这位妇女自己变得虚弱，意识到照顾丈夫对她来说太过沉重时，她才会考虑减负服务。这样做的最大风险是她自己最后会因为情况过于棘手，负担过重而生病，而全家人只能眼睁睁看着照顾患者的家属病倒。遇到这种情况，该如何处理呢？置身事外，让父母听天由命？对许多人来说，这种情况应该是难以接受的。也许这种情况就和生活中与痴呆患者相处的多数情况一样，没有完美的应对方法，只能尊重并承认对方的需要，耐心地陪伴他们走完必须走的路。

就我个人而言，我完全能够理解，让护理人员这样的陌生人进入自己的家，进入自己的保护区是不舒服的，会让人感觉非常挫败。如果一个人一生都在自力更生，那么失去自主权可能就是一种痛苦的经历，它会让人意识到自身存在的有限性，可能引发令人难以克服的恐惧，所以重要的是要给这些恐惧空间，以便用话语将它们表达出来并进行反思。

如果您发现自己处于这种情况下，您应该让需要被照顾的人表达他们的疑虑，而不要轻视他们，将他们拒之门外，有疑虑是很正常的。尽可能多地向您的家人传递有关减负服务的信息，并始终明确一点，这只是一种提议，而不是胁迫。试着通过信息交流建立其对流动式护理服务的信任，这绝不是专制，而是一种用于自我帮助的辅助手段。您的父母应该始终保持独立。护理人员应该只在援助真正能够为人减负的时候进行干预。如果患者认为他们的家庭医生是能够解答各种健康问题的最重要的联系人，并且非常重视家庭医生的意见，那么就应该让家庭医生参与进来，他们可以强化您的观点。作为一个局外人，家庭医生代表着权威，能够让您的父母重新考虑现有的减负服务。

不要把援助服务强加给您的父母，要让他们觉得自己可以掌控局面。在他们最终拒绝一项护理服务之前，一个折中的办法是先了解这项服务，一段时间过后再与家里人讨论如何看待这种服务，事先臆想出来的恐怖场景和实际经历通常会有很大不同。

人们通常会担心，如果在不恰当的时候接受护理服务，会对自己习以为常的日常生活产生太大影响。在这种想法肆虐之前，不妨与护理服务机构的负责人坐下来好好聊聊，听听他们是如何组织时间的，这样做可能会有帮助。护理人员有没有可能不是早上7点而是早上9点过来呢？

除了从事日常护理工作的人员外，家政服务人员也可以帮忙减负。为什么不请人每周来打扫一次房子，干完所有的"粗活"呢？这样就可以有更多时间留给自己了。

无论当前需要解决的问题是什么，您首先要明白一点：拒绝援助服务是恐惧和无知的结果。通过宝贵的信息传递，互相理解和彼此陪伴，一家人可以共同应对这种情况。

如果我们假设每一个冲突都能得到解决，那么我们就不能正确对待这些冲突。例如，如果家庭医生不赞成您家人接受护理服务，他感到被欺骗或有其他您无法控制的未知动机，您可以做些什么？如果他警告您，您继续插手的话，就放弃治疗，并且您父母与您之间有可能出现不可逾越的鸿沟，您该怎么办？如果父母双方都不太健康，他们已经不具备对已有的减负服务进行沟通和表态的认知能力，那么还有什么其他选择呢？如果父母拒绝住进护理院，而家里太小，容不下一个全天候的护理人员时，该怎么办？是的，这些冲突确实存在，这些都是令人感到绝望的严重冲突，也不可能一次性解决。重要的是，您要保持积极主动的态度，不要因为反复沟通太消耗精力而退缩。您的父母或您家里任何一个患者以后都会感激您当时没有选择放弃。

如果人们在工作的时候患上痴呆，就会出现完全不同的矛盾。关于是否退休、经济来源以及传统痴呆护理服务的适用性有限等问题，有时会将患者的家庭逼到绝境。

未退休患上痴呆

N女士是一名49岁的电话接线员，在一家人事服务机构的呼叫中心工作了10年，主要负责客户关系管理和商品推销。这段时间以来，她显得有些心不在焉，对电话里的客户很冷淡，无法像一年前那样成功地完成销售指标。N女士自己几乎没有注意到这些变化，当她的老板告诉她，她的业绩很糟糕，并给她警告时，她感觉自己受到了不公平的对待。老板认为N女士缺乏职业道德，威胁要解雇她，但N女士却把责任推到客户身上，还说工作条件过于严苛。公司的同事们试图进行调解，告诉老板，N女士似乎不是没有工作动力，反倒像是过度工作，所以显得不健康。可是N女士并没有注意到这些迹象，随着时间流逝，她犯的错误更加严重。她的丈夫也注意到妻子的健康状况越来越差，操持家务的时候显得很笨拙，只有喊到她的名字时，她才会说话，而且她渐渐地脱离了社会环境，将自己封闭起来。因此这对夫妇去看了他们的家庭医生。家庭医生当机立断，将他们转到了一名神经科医生那里，但是等待时间很长，神经科医生的档期已经排到3个月之后了。在患者的要求下，医生没有给她开病假单。在N女士看专科医生之前，公司就因为她工作上持续的不良表现辞退了她。差不多就在同一时间，神经科医生给N女士做了详细的诊断，最后得到了足以改变一切的诊断结论：N女士患有痴呆。

雇主解雇N女士是因为怀疑她缺乏职业道德，但现在情况不同了。N女士的丈夫与该公司的关系一直都很好，他要求该公司撤回解雇通知，但遭到了无情的拒绝。他试着让雇主履行关怀义务，希望公司看在他妻子患病的份上，通融一下，但没有成功。因此，N女士别无选择，只能一边失业，一边领取疾病补贴。

如果有人在未退休时患了痴呆，这意味着患者一家除了要面对上述挑战外，家庭的财务状况也存在不确定性，收入将受到严重削减。想象一下，两个年幼孩子的父亲、家庭的主要经济来源和养家糊口的人，患上了痴呆，短短一年时间内就成了需要被照顾的人。他不能再工作，他的妻子为了申请各种援助、给孩子们寻找短期托儿所、改建浴室使之适合患者使用，日夜奔波，几乎看不到希望，但这似乎还不是最糟糕的，患者的病情发展得异常迅速。在不到一年的时间里，患者失去了说话、参与家庭生活的能力，必须让别人帮忙穿衣、洗澡和进食。在我从事心理学工作的职业生涯中，我见到了不止一个有这样悲惨命运的患者。

与N女士相比，年轻的患者至少不会被雇主解雇。确诊后，主治医生会给患者出具一份无法工作的证明，患者开始休病假。在任何情况下，患者都应尽可能久地休假（在德国，最多可以休78周），因为在德国，患者有权在休病假期间获得其税前工资的70%，并在病假期间继续缴纳法定养老保险，他以后每月的养老金就会增加。大多数在法定退休年龄之前退休的人会损失一部分养老金。根据个人缴纳养老保险的年限，养老金往往明显低于最后税前工资的三分之一。

确诊之后，患者有必要尽快申请重度残疾人证，因为这样可以得到特殊的解雇保护，只有在所谓的"融入办公室"（德国保证重度残疾人融入职场的机构）的批准下才有可能被解雇，如果没有得到批准，被解雇者可以向劳动法院提出申诉。

对于65岁以下的痴呆患者来说，被排斥在劳动力市场之外意味着他们的生活将与社会严重脱节。然而，这并不是说他们从这一刻起就完全不能再做任何事情了。像上文提到的案例那样，患者在一年内变得完全无法自理，需要人照顾，这种情况并不常见。那么，如何才能让年纪较轻的痴呆患者继续按原来的节奏生活，让他们感觉到"被需要"，并从事与他们目前能力相匹配的、有意义的工作，同时又能让照顾他们的家属减负，使之能够继续就业呢？

这些问题得到的关注也许还是太少。年轻的痴呆患者往往难以适应传统的护理服务，如日间护理机构，因为他们的需求与老年人非常不同，但总是待在家里也不是一个好的解决办法，特别是当患者表现出相对较轻的认知障碍时。几年前，我们的工作小组试图寻找新的途径，与为残疾人及其家属谋福祉、谋利益的机构建立了联系。在德国，有一些热心的资助协会，几十年来在全国各地建立了一些机构，使患有各种残疾的儿童、青少年和成年人能够正常生活，包括提供最佳的资助、照顾和支持。工作室和资助中心为残疾人提供各种各样的工作机会和受教育机会，这些机会是根据被照顾者和工作人员各自的能力量身打造的，帮助残疾人掌握基本的技能，没有绩效的压力。对于处在工作年龄的痴呆患者来说，具有这种特征的服务可能是很有趣的。一方面，他们的身心都能得到最佳的刺激，融入一个团体，能够与社会保持联系；另一方面，他们可以灵活地应对病情的发展。根据认知障碍的程度，患者可以继续进行某些活动，当他们的某些能力减弱时，可以转到另一个新的小组。

从理论上讲，这样的想法听起来很简单，但到目前为止，我们都没有成功让年轻的痴呆患者享受到资助中心的服务。归根结底，这也取决于患者家属的责任心和他们在面对逆境时的毅力。有一个特别令我印象深刻的病例，我已在前文提到过这位患者，他一直由他的姐姐和姐夫照顾，后来由别人护理。

D先生在快五十岁的时候被诊断出患有痴呆。由于他以前是独自生活，当他无法再照顾自己时，他的姐姐把他接到了自己家里。当时，D先生的姐姐仍然在全职工作，D先生适应不了日间护理机构的环境，因为他非常吵闹，使其他住在护理机构的患者都不得安生。安排好D先生每天的日常生活至关重要。D先生身体健康，如果有人引导他，并为他创造一个低刺激的环境，他基本上可以自己干自己的事。因此，他的家人想出了一个主意，给他找一个愿意接收患者的残疾人资助中心。他们最终找到了一个资助中心，但由于D先生重度残疾，他们必须向专家委员会提出申请，专家委员会会对这种特殊情况进行讨论。

3年来，D先生每个工作日都在这个护理机构中度过，机构根据他的能力给予资助，他做音乐，参加戏剧表演，从而有机会在一个他并不陌生的集体中继续过社会生活。其他残疾人接受了他，他也接受了其他人，没有人问他残疾的情况，也没有人问他为什么残疾。这是一种自然而然的集体生活，是"正常世界"里的人的愿景。

痴呆患者的行为障碍始终是一种挑战。如果患者越界，伤害了他人，甚至触犯了法律，那就很难有什么好办法了。

再也没有辨别对错的能力

痴呆不仅意味着认知障碍，随着病情发展还会改变患者的本质和个性。"祖母是如何丧失自我的"❶听起来很诗意，但它真切地反映了我的感受。在祖母摔下楼梯的那一刻，我们就已经失去了那个患病前的她，剩下的是一个情绪化、冲动，不懂社会准则、公约和规定的混乱个体。

我们从幼儿时期就开始内化社会准则，这是我们社会化的一环。社会准则使我们在社会中找到自己的正确方向，并按照现行的规则行事。明白什么是正确的，什么是错误的，这一点对人们和平共处至关重要，而且立法者还规定了哪些超出准则的行为会被视为违法犯罪行为。

对于痴呆患者而言，这种社会化功能往往会丧失，若患者患有额颞痴呆，甚至在疾病早期就会丧失社会化功能，因为额叶的损伤是导致神经退行性病变的罪魁祸首。根据研究，正常行为是由前额叶控制的，它是额叶最前面的部分，直接位于我们的额头后部，人类大量的高级认知功能都起源于此。这一区域受损可能导致患者无法解决问题，缺乏动力和社会洞察力，情感淡漠以及对事物提不起兴趣。

当患者丧失社会公约意识，甚至做出违法犯罪行为时，事情往往变得很棘手。如何与一个性情大变的亲人相处呢？身边的人几乎都已经认不出

---

❶ 本书原书名。——编者注

他是谁，而他还理所当然地破坏规则，以至于让人觉得他有着不可告人的目的。愤怒和羞愧是非常强烈的情绪，让人感觉像是长了溃疡。所有这些情绪都无法针对肇事者，因为肇事者自己都不知道自己的行为已经违法了，那又该针对谁呢？家属唯一要做的就是宽容与谅解，接受这种行为障碍是患者疾病症状的一部分，忍受负面情绪。无论多么困难，都要重新评估棘手的情况，要温柔体贴地陪伴患者。

对于痴呆患者而言，"失去辨别对错的能力"意味着什么？这是我在工作中不断遇到的问题，只不过问题的表现形式不一样，我来举几个例子。对我来说，很难将这些问题放在一边不管不顾，可我认为在这种情况下，这是最好的解决办法。因为破坏规则也许是这一章节的"范例"，使得我们有必要制订特殊的解决方案，尽管我有心理学的工作经验，我也无法一次性给出所有的解决方案，毕竟这些都是"无法提前做好准备去应对的情况"。

在我的博士论文中，我研究了"个人空间"现象。个人空间指的是其他人进入就会引起不适的人体周围的区域。❶有些作者更喜欢用"人际距离"这个词，但它们的本质含义是一样的。通俗地说：根据我们对某人的熟悉程度或我们与某人之间的距离，我们会认为某种身体上的接近是令人愉快或不愉快的。您可能有过这样的经历，排队的时候，一个陌生人站在您身后，离您非常近，以至于您的后脑勺可以感觉到他的呼吸。对我们大部分人来说，这种情况很难受，对吗？在日常生活中，无论是在拥挤的地

---

❶ HAYDUK L A. Personal space: Where we now stand[J]. Psychological Bulletin, 1983, 94(2):293–335.

铁里，还是在大型音乐会现场，抑或是在其他公共集会上，我们一次又一次地面临着个人空间被侵犯的问题。

我在论文中研究了痴呆患者对于个人空间感知力的变化，额颞痴呆患者的表现令人印象深刻，因为判断自身与他人之间是否有足够的距离是额叶的功能之一。我的研究基础是：我在医院的日常工作中，经常观察到一些额颞痴呆患者在社交中表现出一种失控的状态，例如，即使他们从未见过我，他们也会一上来就用"你"称呼我❶，并和我产生肢体接触。他们似乎没有注意到，这种行为不符合现行的社会准则。患者的家属经常向我证实，这种行为在患者被发现患病前就已经很明显了。

为了评估患者的个人空间，我要求他们在检查时以他们认为最舒适的方式站在我面前。健康对照组的受试者倾向于与我保持大约七十厘米的距离，正常的"社交距离"就是这么多，而部分额颞痴呆患者几乎要与我鼻尖相对了，甚至有些患者在做检查的时候拥抱了我。令人惊讶的是，还有一些患者选择的社交距离比健康人要大得多，他们的个人空间似乎没有因为疾病缩小，反而扩大了。

在日常生活中，正是由于个人空间的缩小，使得他人与患者打交道变得特别困难。当患者与陌生人近距离接触时，会出现令人极其不愉快的情况。在这种情况下，对方并不知道患者患有痴呆，因为在某些时候，陌生人无法看出患者不健康。因此，当家属们带着患者在公共场合出没时，他们必须学会面对巨大的尴尬。

---

❶ 在德语中，称呼是一门很深的学问。当成年人与陌生成年人交谈时，应用"Sie（您）"称呼彼此，只有在称呼亲戚或朋友时，才能够用"du（你）"，否则很失礼。——译者注

在某些情况下，侵犯个人空间可能会引来意想不到的拥抱，也有可能招致攻击性行为。我的一个患者需要大量的身体接触，他来我们医院看病时，他的儿子总是亲切地拉着他的手。有一次，他看起来想抚摸我的脸颊，却在下一秒给了我一巴掌。诚然，我一开始对他这种突然的行为感到很惊讶，但我以幽默的方式回应了他。患者因为自己的行为受到了儿子的训斥，但他没有意识到这种行为是不恰当的。

当然也有越界的情况，不是友好地笑一笑就能解决的。我曾经照顾过一些患者，他们大小便失禁的情况越来越严重，导致了很棘手的问题，因为他们不知道在这种情况下应该如何行事。尿湿裤子后，患者不愿意把裤子脱下来洗，而是坚持穿在身上让裤子风干。有一个患者将很多个装满尿液和粪便的破旧袋子藏在橱柜后面、架子上面。遇到这种情况时，患者有时反应非常激烈，以至于他的妻子必须保护自己免受他的伤害。

F夫人是一位69岁的前实验员，刚患上痴呆时，她表现出明显的性欲不可控。她每天花几个小时在手机和电脑上与陌生男子取得联系，主动发信息和自己的裸照。而另一位患者甚至在他的孩子面前也表现出明显的与性有关的行为，还有一位患者则要求他的伴侣与他发生性关系，并且不能拒绝。

性欲不可控有多种表现形式，家属们觉得特别难以承受。特别是当一种行为引发羞耻感时，很容易产生防御性的，甚至是伤害性的反应，包括谴责。痴呆患者无法理解纲常伦理，而这一事实往往因为一开始过于令人震惊而被忽略。不是每种情况都能马上得到控制，特别是当越界的性行为发生在照顾患者的家属身上时，我认为这种情况更难控制。即使明知道患者是因病才做出这样的行为，这样的经历也是非常伤人的，自卑、悲伤、愤怒、羞耻和谅解等情绪纠缠在一起，家属必须先处理好这些情绪，才能友好谨慎地行事。

违反社会公约的行为也可能触犯刑法。几年前，我遇到一个额叶阿尔茨海默病的早期患者，他最大的爱好是散步和徒步旅行。对于他来说，与其说这是一种被人视为病态的"逃跑冲动"，不如说是对自然和生物的巨大兴趣。这位前机械工程师总是和我讲述他遇到的各种动物，他两眼放光，显然非常自豪，因为这些动物往往对他非常信任。无论是鹿、狗、马还是驴子，他每天在穿越森林和村庄的时候都会定期问候它们。然而，有一种动物引发了他的负面情绪，甚至让他不惜损害他人的财产，这种动物就是蜜蜂。在患病期间，患者对蜜蜂产生了巨大的、无法用理性解释的憎恨，以至于他多次侵入陌生人的园地，打翻他们的蜂箱。当被问及为什么要这样做时，他只回答说自己"受不了蜜蜂"。他既没有意识到这种行为的荒谬性，也不明白做这种事情是错误的，损害他人财产是要受到惩罚的。这就更令人吃惊了，因为根据我的神经心理学检查结果，他的认知表现当时基本上没有什么异常。之后，当地警察的粗暴行为也让他的妻子倍感压力，警察在对待患者时丝毫不考虑他的病情。妻子拼命想把丈夫留在家里，以避免此类事件再次发生，但丈夫完全不领情，一点都不能理解妻子的苦衷，她也没法总是陪丈夫去散步，每次散步都是好几个小时，而她还在工作。把丈夫关起来也不是个办法，因为还得安排其他人来照顾他。当然，如果患者存在违法行为，他人有权提出指控。患者无法控制自己的行为，从刑法角度而言，就算患者不是完全无行为能力，但至少他们的行为能力是减弱的，这一事实后来得到了法院认定。

行为障碍是使照顾患者的家属患上与压力有关的精神疾病的最重要原

因之一。科学界用"看护人压力"一词,来描述家庭中因痴呆患者引起的棘手情况而造成的压力。目前几乎没有任何关于患者有时表现出的极端状态的公开讨论,只有那些亲身经历过的人才知道,在别人看不见的时候,家属们为生病的亲人操碎了心。

当一切变得太过沉重:看护人压力及其后果

照顾患者的家属以及他们在公众和社会面前的状态

2020年11月,巴伐利亚电视台播出了"摇滚吧!"(Z'am rocken)音乐会报道,我在其中与诗人、作曲家和作家康斯坦丁·韦克(Konstantin Wecker)一起表演。康斯坦丁50年来一直是德国歌曲艺术界最重要的代表人物之一,他发行了无数成功的唱片,为电影、戏剧和音乐剧作曲,还创作了很多诗集和小说。他的作品充满了诗意,几乎没有人能够像他那样,把爱情、生活和自己的失败写得如此优美、如此坦诚,毫无保留。此外,韦克一直非常有政治参与度,他不害怕表明立场,始终履行自己作为公众人物的责任,为打造一个更好、更公平的世界不懈奋斗。

康斯坦丁·韦克教我发现自己作为一个音乐家对德语的热爱,并从那时起一直鼓励我创作歌曲。我在2019年发行了第一张德语专辑《不止一切》(Alles das und mehr),在这张专辑中我重新演绎了他的一首歌曲。我不想"翻唱"康斯坦丁·韦克的作品,我想在他的作品中找到自己。从那时起,我们多次一起登台表演,2020年夏天,我们举办了电视音乐会,我们的合作也因此走向了顶峰。

那天晚上特别感人的是,康斯坦丁唱了一首我不久前为痴呆患者家

属写的歌。《燕子》这首歌是为致敬所有默默牺牲自己照顾患病亲人的人
而作。

燕子

今天是你结婚的日子，你坐在窗边喝茶

与往常没什么两样，只是你特别痛苦

他不知道你为什么哭泣，只是奇怪地看着你

你害羞地笑了笑，接受了他，他毕竟是你的丈夫

你何时意识到他不再是原来的他了？

你们自欺欺人了很久，而医生早就很清楚了

起初看似无害的事物已经向我们挥手告别

如果你对自己足够坦诚，你再也看不到熟悉的他了

秋天到了，燕子向南飞去

风吹动树上形态各异的叶子

又是一年即将过去

你所有的梦想都化为灰尘

今天是你的结婚纪念日，你看到墙上的照片

随时间褪色，就像你们的生命，还有你们的感情

你和一个灵魂被深深埋藏的陌生人生活在一起

看不到希望，往后余生都是如此

你满怀爱意牵着他的手走过每一天

即使他几乎认不出你，你的心也与他一同跳动

你们的朋友早已不堪重负，纷纷离去

只有你还在原地坚守，绝不离开

秋天到了，燕子向南飞去

风吹动树上形态各异的叶子

又是一年即将过去

你所有的梦想都化为灰尘

秋天到了，燕子向南飞去

但有一件事可以肯定

你永远不会孤单

因为我明白你是多么强大

    这首歌在巴伐利亚电视台播出后，我收到了无数封信件和电子邮件，这些人都能从歌中找到自己的影子。看到如此强烈的反响，看到这么多人向我诉说他们的命运，我感到很震惊。许多人感谢我在这首歌中反映了他们的生活，我一次又一次地意识到照顾患者的家属在社会中获得的关注是多么有限。

    事实上，正是出于这个原因，我负责的患者的家属给了我写《燕子》的灵感。在大多数情况下，很多患者家庭首先尝试在家里照顾患者，这也反映了德国的普遍情况。

德国约有340万人需要护理，其中四分之三的人在自己家里接受护理。有176万患者完全由家属陪伴度过日常生活，估计共有480万照顾患者的亲属。德国联邦卫生部预计，到2050年德国将有近550万需要护理的人。从患者的公共利益和社会认可来说，这一数字高得令人难以置信。

各种与社会相关的问题一再导致重大的公众辩论和公众运动。我们只需要想想国际上的"黑人生命同样重要"（Black Lives Matter）运动，它于2013年在美国兴起，是对持续的警察暴力和对"有色人种"的结构性歧视的反击。2020年5月，非洲裔美国公民乔治·弗洛伊德（George Floyd）在明尼阿波利斯的一次暴力逮捕中死亡后，在社交媒体的推波助澜下，抗议活动的影响力波及全球。在德国，无论男女老少，大家都受到了刺激，开始讨论（日常生活中的）种族主义倾向，博主和网红、记者、来自各个文化领域的名人、政治家都为建设一个没有种族主义的世界大声疾呼。

全球运动"星期五为未来"（Fridays For Future）是表明社会运动具有强大力量的又一个令人印象深刻的例子。2018年8月20日，当时年仅15岁的瑞典学生格蕾塔·桑伯格（Greta Thunberg）首次在斯德哥尔摩的瑞典国会大厦前抗议，为的是引起人们对当地政府气候保护措施不足的关注。她的决心和写有"为气候罢课"（Skolstrejk för klimatet）的标语，足以在短时间内吸引国际媒体关注她，关注她的呼声。每周星期五，她都罢课，出门抗议，打着"星期五为未来"的旗号宣称她会一直这样做，直到瑞典的气候政策符合《巴黎协定》的原则，该协定由195个国家和欧盟在2015年底共同签订，目的是将全球气温升幅限制在比工业化前水平高2℃以内。

抗议活动吸引了世界各地的支持者，他们组成大大小小的团体，在各自的国家展开行动。我清楚地记得2019年3月15日，那天是"星期五为未来"运动的第一个全球抗议日。当时，我作为乐器制造商雅马哈音乐欧洲公司的形象大使，在汉堡举办小型音乐会。我惊讶地站在路边，看着成千上万的儿童、青少年和成年人组成看不到尽头的游行队伍，穿过街道。我生平第一次感觉到我们正目睹着社会在发生变化。如果所有人都拧成一股绳，为同一个事业挺身而出，那会产生多大的力量啊！那次经历令我终生难忘。尽管我从未主动参与这一运动，但这个问题的存在确实提高了我对环境的认识。我买了一辆自行车，重新考虑要不要航空旅行，采取了更环保的旅行方式。我的消费行为发生了改变，但这些都是小事，几乎不值得一提。尽管如此，参与这项运动的年轻人，让像我这样以前从来不关注气候政策的人也行动起来，这真是令人难以置信的伟大壮举。

我多么希望公众能关注护理问题，特别是与家属相关的家庭护理问题，哪怕只是一点点；我也希望能看到整个社会在这个问题上发生一些转变，哪怕只是一点点。我无法理解的是，我们没有更详细地谈论这个问题，甚至没有公开讨论过。当美国发生种族主义暴力事件时，我们义愤填膺，但说实话，大部分的暴力事件并没有影响到我们个人，而我们却否定了年龄、痴呆和护理问题，好像这些问题与我们无关。然而，几乎所有人都会在某些时候遇到这些问题。有意思的是，虽然媒体时不时会有关于护理行业乱象或负责护理的家属承受着巨大负担的报道，但没有因此产生社会运动。几乎没有任何名人或政治家觉得自己有责任提醒人们注意这个问题的紧迫性。我们都这么肯定，我们会在家里得到儿孙们无微不至的照顾，或者在"五星级"护理院里享受每天更新的顶级疗养和文化服务吗？我们是否都认为我们的伴侣会在我们生病时陪伴我们轻松度日？而实际上他们却在令人眼花缭乱的援助服务中无法抉择。

由于我们的社会结构多年来一直在发生着巨大的变化，公共讨论的缺乏就更加令人吃惊。一百年前，几乎没有人会离开自己的家园，通常一个家族的几代人都住在一起；到了20世纪，人口的流动性越来越大，生活方式也随之改变。现如今，人们为了自己的教育或职业生涯而离开家乡和父母，以求在其他地方有所建树，是完全正常的现象。职业"晋升"往往与接受灵活调动的意愿直接相关。此外，社会文化结构正在发生变化，个性化的家庭结构和家族结构正在增多，单人家庭正在成为普遍现象。在这样的家庭里，护理工作不可避免地就转移到了专业护理人员身上，因为生活在这种家庭里的人可能没有亲人照顾他们。女性拥有越来越多的职业机会也在改变护理的结构。例如，过去由女性家属照顾父母被认为是"正常"的现象，而现在的女性通常和男性一样有自己的工作。然而，即使在今天，68%负责护理的家属仍然是女性，她们往往无法避免因照顾家中患者而停止工作。但是，有谁可以在历经多年努力打拼了一番事业，身居要职时，毫不犹豫地放弃自己的生活呢？这种情况下产生矛盾完全可以理解。

一个越来越依赖专业护理结构的社会，必须创造条件建立护理结构。同时，照顾患者的家属明显地缓解了专业护理体系的压力，理应得到足够的认可与尊重，使他们在做决定时不至于处于不利地位。应德国社会福利协会委托出具的一份专家报告显示，许多妇女因照顾家庭成员而陷入老年贫困。那些为了家庭而搁置事业的人，最终收获的是微薄的工资，他们的退休金也因此受到负面影响。德国目前还没有既包含养老金又能确保生计的工资补偿金。

照顾患者的家属在公众面前没有话语权，他们的无偿护理工作缺乏公众的认可、赞赏和评价。他们往往一声不吭地背上担子，保持沉默，因为似乎没有任何空间可以让他们找到一席之地。因此，更重要的是，照顾患者的家属至少要与其他"志同道合的人"多多沟通，以证明他们并不完全是孤军作战，但这些真的足够了吗？对我们所有人来说，无论我们目前的生活状况如何，难道不应该创造一个世界，让我们可以毫无顾虑地与痴呆这一疾病一起变老，并得到一个完善的、乐观的、富有同情心的社会体系和护理体系的支持吗？

看护人压力

作为大量研究工作的基础，看护人压力的理论结构是指负责护理的家属在照顾患者、与患者共同生活的过程中所感受到的压力程度。日常生活中的压力过大，其原因是多方面的，可能会引发严重的健康问题，在极端情况下会导致家庭护理突然终止。重大的压力因素一般包括：痴呆的具体症状（症状之一可能是大量的行为障碍），各种各样的护理任务，家属和患者之间关系的改变，以及个人生活受到的限制。相关文献资料还谈到了个人应对策略的重要性，包括个人对待护理角色的态度和处理问题的方式，这可以用"复原力"一词来概括。由于我是一家大学附属医院神经科的心理学家，主攻中枢神经系统的疾病，尤其是痴呆，所以我必须像您一样了解这种疾病的典型心理学现象。互联网让我了解"复原力"的概念，它表示人应对危机而不会遭受心理伤害的能力，即心理免疫力。到目前为止，这一概念很清楚。但是，让"性格特征"帮助确定一件事会不会造成心理压力，这样的方法能让我们正确地评估那些看护人的情况吗？我坦白地承认，我很难接受这一点。也许是因为我觉得自己很疲惫，我作为一个痴呆患者的家属已是不堪重负；也有可能是因为在与痴呆患者的家属打了十年交道之后，我从经验出发，而不是从科学的角度出发得出了这样的结论：无论减负服务有多完善，任何人都不可避免地会达到自己抗压能力的极限。

照顾亲人会永久性地改变一个家庭的生活。个人需求必须放在最后，日常生活必须重新安排。必须探讨、组织护理保险服务并定期检查这些服务是否充足。如果官僚主义的障碍高到难以越过，一张又一张的拒绝通知单送到家里时，争取援助服务和治疗的斗争往往是很艰苦的。

看护人的工作量是巨大的，痴呆的伴发症状越是复杂，护理工作就越是耗费时间。诸如内心焦虑、攻击性或强迫性行为等症状，即使对专业的护理人员来说也是一种挑战，哪怕患者住在医院里也可能出现这些问题，更何况家属并没有接受过正确分类和阻止此类行为问题的培训。

根据我的经验，看护人往往越发与世隔绝，他们几乎没有属于自己的时间。随着护理负担的增加，友谊和人际往来也随之断绝，因为他们通常都不愿意邀请其他人来家里做客，以免与家里人发生冲突。参与社会生活需要付出的努力越来越多，因为家属们首先得安排对患病亲人的照顾。

与世隔绝带来了孤独，孤独带来了忧郁。如果照顾患有痴呆的亲人成为一个人生活的重点，那这个人的生活还剩下些什么？如果一个人努力让患者过上尽可能正常的生活，那这个人就会与自己生活中的机会擦肩而过。当然，如何处理这个问题不能一概而论。文献显示，看护人最常见的精神疾病是抑郁症。令人惊讶的是，我几乎没见过有谁去寻求专业的心理治疗。许多人把沮丧消沉当作"抑郁症"，但这种情绪只是健康状态自然波动的体现，不一定会导致行为变化。在我看来，家属们根本没有足够的精力和时间关心自己的健康状况。其后果是，抑郁症症状很明显却没被发现，因此没有得到及时的治疗。抑郁消沉会耗尽人的能量。人会感到没有动力，必须振作精神完成每天要做的事，留给护理工作的耐心就更少，人们会变得易怒，总是觉得精疲力尽。患有抑郁症的人很想和身边亲近的人交谈，从朋友和自己的家人那里寻求安慰，但他们却不敢迈出这一步。到了晚上，大脑无法休息，思绪纷至沓来，抑郁症患者被迫苦苦思索，久久无法平静。第二天早上，又开始疲惫的一天，这一连串过程愈演愈烈，患者处于沮丧和疲惫的恶性循环中。

在这种情况下，家属们该如何应对家庭护理的压力呢？对我们的护理体系来说，维持看护人的健康应该与保证护理本身一样重要。然而，事实上，看护人几乎享受不到足够多的援助服务，特别是当看护人的健康状况已经很差的时候，根本没有可用的援助服务。例如，住院康复措施就很重要，以便看护人能从日常护理的劳累和压力中恢复过来，这些措施应该作为长期护理保险公司咨询业务的一部分主动提供给看护人。当然，这些措施是要花钱的，但从长远来看，成本会低得多！身体健康的看护人可以保证长期的家庭护理，这对长期护理保险公司来说比在护理院接受治疗要便宜得多。

在我从事医院心理医生的日常工作中，我经常目睹看护人承受着巨大的压力，这也是我写这本书的主要原因，甚至是我写这本书的出发点。正因为照料痴呆患者的生活是如此不可预测，作为家属，您起码要掌握尽可能多的信息。想要避免所有的不确定因素是不太可能的，但是如果您觉得自己是某一种疾病的专家，您可以以更自信的态度来应对挑战。英国哲学家弗朗西斯·培根（Francis Bacon，1561—1626）曾说过："知识就是力量。"我打心底里相信这句话。我们对痴呆的了解越多，它在我们心中引发的弥漫性焦虑就越少。因此，我们可能无法避免所有负担过重的情况，但我们可以更好更快地对其进行分类，从中成长。

有许多研究表明，向痴呆患者的家属提供有关痴呆的信息具有重要意义。以额颞痴呆为例，迪尔–施密德及其同事在2013年的一篇论文中点明了家属的需求。针对94名看护人进行的系统调研显示，他们非常需要信息和心理社会学支持。❶

亲爱的各位读者，没有人能够完全理解当自己的家人或身边人患上痴呆时意味着什么，除非自己亲自去体验，而患者确诊前充满了不确定性。以前对未来的共同规划，现在只能忍痛告别。家属必须重新安排自己的日常生活，坚持不懈地寻找减负方案。已有的治疗方法无法阻止病情的发展，这是非常令人沮丧的事情。面对患者棘手的症状和情况，无论多专业的咨询和陪伴都不起作用。家属越发闭塞，与世隔绝。随着患者病情的发展，看护人的心理和身体负担也越来越重。不知道什么时候，家属就会觉得累得吃不消，紧接着就会发生许多人一生中都无法想象的事情：家属们考虑将他们的亲人送到护理院，交给陌生人照顾。许多家属会觉得他们没有做好自己应该做的事。

作为局外人，很难想象生活在一个陌生的地方会不会有家的感觉，就算有，最多也只有一个自己的房间。在那里，患者被迫与自己不认识的人组成一个团体。护理院在大众心目中往往名声不太好，但它却是我们护理服务体系中特别重要的一部分。被迫离开自己的家，将自己的自主权和自

---

❶ DIEHL-SCHMID J, SCHMIDT E M, NUNNEMANN S, et al. Caregiver burden and needs in frontotemporal dementia[J]. Journal of geriatric psychiatry and neurology, 2013, 26(4):221-229

决权出让给护理机构，这对一个健康的人来说通常是难以想象的。现在让我们共同走进这个话题，毫无保留，不带任何偏见。尊重那些在护理院工作的护理人员，分析群众口中的弊端，始终充满信心，相信在护理机构里是可以过上有尊严的生活的。

第七章

入住护理院

家的意义

在我开始写这本书之前，思念像一条无形的纽带再次把我拽回祖母的家里。房子已经空了很久，斑斑朽迹使它看起来越来越像我童年记忆的象征，这些记忆有可能随着岁月的流逝而消散，就像墙壁上脱落的石灰一样。我脑海里的细节就像老木门前的石板路一样充满了裂痕，很多事情我已经记不清楚，祖母总是从那张木门背后探出头来张望，面带友好的神情。我多么希望能永远留住像珍宝一样美丽的童年时光，能够一次又一次地重温。可事与愿违，时间有它自己的法则，我不得不接受珍贵的童年记忆终将慢慢消逝的事实。

有一天，我站在祖母的农庄里，短暂地回到了过去。我打开家门，看到了楼梯，致使祖母走向生命终点的楼梯，是它带走了我的根。小时候，我曾成千上万次地在这楼梯上跑来跑去，我和弟弟一起用几米长的针织绒线装饰楼梯栏杆，把它当作滑梯，现在这一切看起来多么遥远啊！如今，楼梯台阶上落满了几公分厚的灰尘，蜘蛛也已经很久没结新的网。灰色木板已经朽烂不堪，我几乎不敢再踏上去。我觉得楼梯似乎有点小，还是说因为我长大了？我径直朝楼梯左边走去，一个房间一个房间看过去：厨房、客厅、浴室，一切只能靠感觉回忆。家具已经搬走好几年了，地上还放着几个搬家用的箱子，里面装着祖母和叔叔的东西，已经没人要了。在那个曾经是厨房和餐厅的房间里，祖母的老式米色壁挂电话还挂在那里，这个物件顷刻间勾起了我无数的回忆。我想起了1995年，我们一家人有好几次坐在电话前，听夜莺的录音，当时夜莺被德国自然保护联盟（NABU）和巴伐利亚州鸟类保护协会（LBV）评选为"年度鸟类"（报纸上会有一个电话号码，拨这个号就可以听到这种鸣禽的声音，但我记不清那个号码了）。祖母会定期把剪下的报纸贴在拨号盘旁边，上面有区号，当我想给同学打电话时，在一定时间内拨打更便宜。

现如今，电话似乎已经落伍了。房间里沉闷的气息让人感到压抑。当生命之火似乎已经完全熄灭时，它就像幽灵一样，仿佛从未真实存在过。我觉得自己有点像在一部讲述世界末日的科幻电影中，这所房子是如此孤独，仿佛一百年来都没有人来过这里。

然而，还是有一些东西，我总觉得有什么东西在我体内涌动，使我感觉到一种很久没有体验过的惬意温暖。面对瓦砾废墟和厚厚尘土，我的心和我的灵魂都还记得，这所房子曾经对我来说就是一个家。

祖母在她的农庄里度过了五十多年的时光，使这里充满了生机，这里是她的家园、工作场所和游乐场。她的孩子在这里出生、学习、生活、嬉戏，在不知不觉中长大。我的钥匙圈上挂着一把红漆钥匙，它现在仍然提醒着我：我小时候也曾进出过祖母的房子，它也曾是我的家。

祖母去世后，我感到自己没了根，即使是我的父母也无法让我消除这种感觉，我和祖母的关系就是这么亲近。如今我已经克服了这种感觉，这是每个人在成长过程中的必经之路。我们中的大多数人会在某个时候离开父母的家，离开祖父母的家，打造我们自己的"家"，打造一个（至少在某种意义上）只属于我们的地方，这个地方是一个避风港、一座堡垒、一片绿洲或是一座象牙塔，完全取决于我们需要什么。家可以是任何事物。

您是否曾想象过，离开自己的家乡、房屋或住所，与众多陌生人一起生活，这对您来说意味着什么？搬到一个小房间里，自己一辈子攒下许多家当，这里却只放得下几张照片和一把沙发椅，这对您来说意味着什么？那些自愿且主动选择在护理院和养老院里过新生活的人不在我的讨论范围内，我想说的是亲人会怀着沉重的心情做出这样的决定，只因您无法在家中得到很好的照顾。

家庭护理可能有其局限性，例如，如果负责护理的家属所花费的时间和精力不可避免地随着患者疾病严重程度的增加而增加，那么家属自己的工作就会使情况变得更加棘手。随着患者病情的发展，看护人的压力和负担也在增加，他们罹患慢性疲劳和抑郁症的风险极高。如果照顾患者的家属没有自己的空间，并且有健康问题的话，那么将患者送到护理院往往就是不可避免的事。患者的行为方式令人头疼，症状难以掌控，会徒增家庭护理的压力：攻击性行为、妄想和冷漠对于那些很少或根本没有受过培训的家属来说，往往是难以应对的紧急高压状况。

家庭内部的紧张关系也会引发令人难以承受的状况。在我从事的心理学工作中，我经常遇到多人分工护理引发矛盾的情况，而这种分工的出发点往往都是好的。我记得一个案例，三姐弟在家里共同照顾患有痴呆的母亲。两姐妹住在离母亲家十公里之内，而弟弟如果要照顾母亲，开车大约需要一小时。各种各样的情况导致其中一个女儿照顾母亲的时间相对来说比较多。如果护理工作仅限于准备饭菜和偶尔检查一下母亲的状况，那日常生活基本上没有什么问题。弟弟周末来，二姐偶尔也在。然而，随着时间的推移，负担最重的女儿越来越感觉自己被剥削利用了。随着母亲对护理的需求增加，这位女儿为母亲的日常护理所花费的时间也越来越多。而另一个女儿照顾母亲的时间越来越少，与其说是因为她对母亲越来越冷漠，不如说是因为她不忍心看到心爱的母亲变成现在的模样。人和人是不一样的，每个人面对这种疾病的心态都不一样。我们能因为某个人无法忍受与心爱的母亲分离而责怪他吗？在这种情况下，如果有人退缩，难道我们不应该尊重他吗？无论在什么情况下，我们都必须彼此坦诚相待，冷静地就目前的情况进行沟通，承认并尊重各方的需求。不应该让任何人有被剥削利用的感觉，如果护理工作的强度超出了某个人的情绪承受范围，就不应该让他继续参与护理工作。上述三姐弟的故事以家庭内部出现深深的裂痕而告终，他们的母亲因此再也无法得到家庭护理。无论是日常生活中的陪伴，还是财务和健康问题，他们都没办法一起讨论清楚，不信任、愤怒和失望占了上风。最后，三姐弟不再相互交流，甚至在母亲去世后，这个家庭仍是一盘散沙。母亲被送进了护理院，她不得不承受孩子们无法和平共处带来的后果。

流动式减负服务因地区而异，特别是在农村地区，并不总是有足够的援助服务，因此也就限制了家庭护理的可能性。

几乎没有任何话题比入住护理院更能让痴呆患者的家庭产生分歧。个人的意见源自不同经历、媒体报道、小道消息以及朋友和熟人的讲述，有时我自己都不知道该如何评价专业护理。我们现在应该一起思考一个问题，护理院是否真的应该被视为"终点站"，它是否也可以成为一个庄严的生活场所？

护理院是"终点站"吗

在我二十出头的时候，祖母患上了痴呆，我觉得无法承受，因为我们不得不将她送进护理院，她在那里过得非常不开心。正如本书开篇所描述的那样，我每次去探望她都是一次令人沮丧的经历。祖母急着要回家，她看起来不修边幅，坐立不安，走投无路。我几乎没有与那里的护理人员交谈过，直到今天我都不知道我不在护理院的时候祖母是怎么度日的。祖母去世后，在我的记忆里，我认为居住式护理本身是很可怕的，而不时出现的讲述护理机构环境糟糕的媒体报道似乎也证实了这一点。直到我开始为痴呆患者及其家属工作，我才在过去的十年里有了不同的看法。我认识了一些家属，他们在谈到护理机构时都觉得非常欣慰和感激。如果患者病得太重，无法到我们的记忆门诊看病，我会亲自到居住式护理机构探望患者，而且我经常这么做。在那里，我目睹了护理人员照顾患者的情形，有时非常令人动容。因此，在评估居住式护理时不可能有"绝对"的真理，就像我们生活中的其他领域一样，在进行评估时，有必要强调允许患者在护理机构中过上有尊严生活的特别因素。

根据德国联邦政府2020年10月的一份报告，目前德国大约有1.2万家养老院和护理院，居住人数大约为73.1万人。这个数字正在稳步上升，例如，在2010年，居住人数为62万人，而在2015年，已经有67.65万名老年人和需要护理的人住进养老院和护理院。

我发现公众对护理机构的关注度相对较低，这更令人吃惊，因为越来越多的人在老年时独自生活，或者住在离他们的子女很远的地方，因此，出于各种各样的原因，家庭护理不是长久之计。我们可能不喜欢讨论这个话题，希望自己能健康地老去，等时候到了，能够安然离去。绝大多数人几乎没有思考过死亡，我们既没有经历过战争也没有经历过饥荒，受益于不断改善的生活条件和现代医学。然而，恰恰是生命的最后阶段，无论是健康还是患病，人们都应该尽可能地过有质量的生活。护理院不应该是某些家属口中的"拘留中心"，而应该是一个有尊严的地方。"终点站"这个词有时听起来很轻蔑，但对我来说，它意味着一个人生命的最后阶段，也就意味着在这个时候会产生有关死亡的想法。在我们年轻的时候，我们总是忙于规划自己的未来，无论在工作还是私人生活中，都执着于寻找意义，我们忙着安排假期并不断地调整我们的生活，而在我们生命的最后阶段，我们却因为时间而失去了这些最基本的人类需求，停止了活动，再也没有自己的空间。住在护理院的人会看到他们生活的环境缩小到一个房间和一个生活区，这可能与他们以前的生活没有任何共同之处，时间对他们来说变得凝重，制订计划变得毫无意义，因为他们已经没有未来可以规划。

那么，当一个人的"自我"因痴呆而丧失，当他被安置在一个与自己生平再无关联的住所时，他的身份还剩下什么？护理院可以成为一个乐观度过生命最后阶段的地方，但为此我们必须让身边的痴呆患者延长生命，而不是仅仅获得基本护理的权利。我们不能仅仅因为死亡离他们更近，就认为他们不值得成为社会和家庭的中心。

在从事心理学工作的这些年里，我与痴呆患者的家属进行过无数次对话，讨论入住护理院的利与弊。在许多情况下，家庭护理的现状对患者和家属来说已经到了无法承受的地步，家庭成员往往饱受愧疚和悔恨的折磨。入住护理院也意味着家属对自己的关怀，承认自己的需要，拥有能够放下且必须放下责任的勇气，但是这种行为往往被家属误解为错误的决定。他们可能会觉得：在其他人昂首挺胸行经的地方，我们却败下阵来；我们不得不忍受邻居和熟人的闲言碎语，他们可能会批评谴责我们违背了患者希望在家里得到照顾的意愿。

我们只有让护理院摆脱负面形象，将身边的人交给专业人员照顾才不会显得很恐怖。把护理院看作我们生活中常见的一种机构，就像处在我们生命时间轴另一端的日托托儿所和学校一样，它们也在不断完善，从法律框架到社会讨论，再到每个人希望自己的孩子得到最佳照顾的愿望。不同机构总是存在个别的质量差异，只有我们都坚持一定的标准，避开不完善的机构，我们才能制造足够的社会压力，迫使其改善。

为此，希望将痴呆患者交由专业护理机构照顾的家庭，必须花时间考察不同的护理院。调研是很有必要的，最好亲自实地考察，与护理院的管理人员交谈。只有那些掌握了足够证据，对这些机构有了大致了解的人，才能评估患者在那里生活是否会感到舒适。没有人能百分百保证，即使是做好了万全的准备也有可能避免不了不愉快的经历。即使决定入住护理院，也仍然存在不确定因素，有可能需要重新考虑做决定。

人们不免会对主观的第一印象进行过度概括。我不喜欢祖母住的那家护理院。现在，多年以后，我知道住在这家护理院里的患者家庭非常满意。那里的条件有变化吗？难道是我对那里的情况有错误的认知？我相信，除了护理机构本身的环境条件外，机构的护理人员也会决定人们对这个机构的看法是好还是坏。富有同理心的工作人员，尽管时间紧迫，压力巨大，但他们与护理院内的居民充满爱意地互动，构成了我们所说的有尊严生活的基础。我们将亲人交给陌生人照顾时，尽快将这种陌生感转化为熟悉感和信任感是非常重要的。我深信，当熟悉的人使日常生活变得更简单时，人在新的生活环境中就会感到舒适。痴呆可能会阻碍人们相互了解、相互欣赏，了解和欣赏可以作为一种有意识的行为用言语表达出来，即使不调用自己的瞬时记忆，也会有熟悉的感觉。一个爱的抚摸，一个微笑，在一天中的某个时间准时来访，这些都可以创造幸福感。

自2020年1月1日起，德国取消专门的老年护理培训[1]。护理职业的全面改革导致了现在的护理培训遍地开花，从急诊护理、儿科护理到居住式护理和流动式长期护理，再到精神病护理都被纳入同一个培训中。政策制定者希望通过这些变化解决未来护理人员短缺的问题，因为专业护理人员日益短缺，而这种情况已经持续了很长一段时间。轮班工作、身心压力、相对较低的薪酬以及得不到尊重，导致仅在2018年就有超过40000个护理职位空缺。德国劳动市场及职业研究所（IAB）声称，十年后，只有37%的老年护工是全职工作，大多数护理人员只是兼职工作。这份工作的要求难以想象的高。一方面，护工要负责常见的护理和医疗工作，例如，帮助患者搞好个人卫生，穿脱衣服，更换绷带，端饭送菜，必要时还要帮助患者进食和吃药。此外，他们还需要完成一些社会性任务，即通过充当老年人的同伴和鼓励者，帮助他们安排井然有序的日常生活，进行一些有意义的活动。另一方面，护工还得完成管理任务，撰写护理报告，规范组织事项。他们必须对老年人复杂的多重病有深刻的了解，即不同疾病在不同患者身上的共同影响；他们必须具备发现和忍受行为问题以及精神病症状的能力。当家属对某些事情不满意时，他们必须能够忍受家属的抱怨和愤怒。

---

[1] 根据德国2020年最新的护理职业法（PFIBG），德国护理培训不再分为老年护士培训、儿童护士培训及医院护士培训，而是统一的通用职业三年制护理培训。——译者注

护工是那些没有人或很少有人来探访的护理院住户的最重要照顾者。他们不得不代替某个家庭，体贴地照顾患者，同时还要维持整个护理院的运转。我不确定在德国是否有很多职业有类似的要求。如果没有亲身经历过，您可能很难想象既要具备专业护理能力，又要与受护理者建立亲密关系是一种多大的挑战，这也许是护理人员无法获得更高报酬的众多原因之一。

能否在三年内通过涵盖多种职业的培训掌握完成这些任务的技能呢？在新型护理培训的前两年里，所有接受培训的人学习的都是相同的内容，到了第三年，如果他们愿意，可以专攻老年护理或保健以及儿科护理。针对这种培训新模式的批评声从四面八方涌来：存在专业知识流失的可能，因为过去接受单独培训的人员拥有的培训时间减少了。我们不应该仅仅为了扩大潜在培训申请人的群体，而降低个别培训课程的水平。德国护理委员会持反对态度，认为该规定将独立的老年护理学位获得者应该达到的水平，设定在一个与医生并不匹配的能力水平。而另一方面，教会福利协会则对该规定持肯定态度，称其是"对未来可以实现高质量护理培训所做出的重要贡献"，接受培训的人员既可以获得本专业知识，也可以获得跨专业知识。

无论接受过什么培训，从事这个行业的人都必须具备足够的共情能力，在任何情况下都能以关爱和尊重的态度对待糊涂的痴呆患者，这是一项巨大的挑战，不是每个人都能胜任的。

在我为这本书进行调研的过程中，我很快意识到，我对护理院的看法都是基于祖母的经历，并不具有代表性。我在医院的工作也并不总是能帮到我，因为我专攻额颞痴呆，遇到的往往是年纪很轻的患者，我经常能体会到目前护理体系的局限性：有严重行为问题的患者由于自身年龄不适合入住一般的护理院，往往在护理机构中找不到容身之处。为了了解德国居住式护理机构的真实情况，我开始在网上进行调研，阅读媒体关于护理丑闻的报道，观看有赞助商赞助的不同机构的宣传片和独立报道，浏览家属论坛，与我的家人、朋友和同事交流。

然而，即便如此，我也不认为自己真的了解得很全面了。我曾以家属和医生的身份了解过护理院，并从各种媒体的正面和负面报道中获取有关护理院的信息，但我仍然缺乏护理人员的看法和我们大学附属医院特殊护理网络之外的"普通"人群的意见。于是，有一天，我利用自己音乐家的身份，利用我与听众之间的关系，请他们帮忙。我在我的各个社交平台上呼吁粉丝分享他们对痴呆的看法，特别是他们与居住式护理机构有关的经历。我不知道我是否会收到回复，因为我并不了解喜欢我音乐的人的生活状况如何。我为我的民意调查申请了一个邮箱账号，急切地盼望着回复。

事实是，我差点被痴呆患者家属和护理人员的回复所淹没，他们都说出了自己的经历。数不清的人向我讲述了他们的个人经历和职业经历，他们令人钦佩的坦诚态度，给予了我全新的视角，开阔了我的视野。他们对我的信任真的对我的工作起到了极大的鼓舞作用。

我试着整理所有的信息，对其进行分类和总结。十年的心理学工作经验和我音乐作品背后的各种故事，让我们看到了德国护理现状的多样性，事情并不总是那么棘手。除了令人痛心的负面经历外，我也听到了许多温暖人心的正面经历。对我个人来说，有尊严地安享晚年的关键用一个词来概括就是，并且永远是：仁爱之心。

下面我描述一下自己看到的情况：护理院的人员配置比例基本上反映了居住人数与工作人员人数的关系，由州政府调控，并根据居住者的护理等级计算。粗略地说，每8个1级护理居住者配备一名护理人员，而每2个5

级护理居住者就需要一名护理人员。根据不同联邦州的情况，护理服务和社会服务也按比例纳入人员配备，外部服务同样如此，如药房开药，这些服务的成本可以转换为人员配置比例。有时很难制订出可靠的人事规划，因为护理院的组织架构并不稳定——住户死亡及新住户入住都会带来影响。许多机构总是将人员配置比例控制在略低于规定的数字之下，以避免出现被迫裁员的情况，例如，在一个护理等级为5的患者死亡后，一个护理等级为1的患者搬进来，他需要的人力资源可能更少。

与我交流过的护理人员经常感到工作压力太大。护理院患者太多，工作人员太少，专业护工尤其缺乏，每个人都承受着巨大的压力，要对所有人负责——住在这里的患者、患者家属、护理院领导和同事。我的一位同事曾作为家属照顾一位痴呆患者，他的讲述是这样的："护理人员面临着巨大的挑战。患者不一定温柔亲切，有可能极具攻击性，护理人员不仅要忍受他们的特别之处，还要一直陪伴他们，认真对待他们的特别之处，尊重他们，不对他们进行人身攻击，同时还要具备极强的护理能力和医疗能力。护理人员经常成为家属释放内疚情绪的发泄口，这些家属只是偶尔去探望一下患者，却比那些照顾患者日常起居的护理人员更受赞赏和认可。护理人员必须以专业的态度来应对这种情况。"

我在互联网上发出呼吁后，收到了护理人员的回复，他们的故事令人印象深刻。他们不仅对自己的职业条件提出了批评，也为他们的职业进行辩护。他们全心全意地照顾被托付给他们的患者，并以尊重的态度谈论患者。在阅读他们的故事时，我感觉可以学到很多东西。他们给我写的每一行文字都让我对老年护工的敬意倍增，因为他们是出于正确合理的动机进入这个行业的。有位护工写道，不要以痴呆患者的缺陷来评判他们，而是把他们当作完全正常的人来对待，这一点非常重要。他每天都能感觉到这样的态度正在促进自己与患者的相处，帮助他们建立起信任关系。另一位护工则认为，无论患者身处何方，都应该全程陪伴他们，护理院的工作人员必须把这当成自己的任务。护工应该了解患者需求，认真对待需求，给予患者安慰。"正如你所想的那样，你是对的！"——其中一位护工写下了他与护理院患者打交道的原则。

我们的社会需要对护工给予更多的重视，他们应该得到我们最大的尊重、认可和感谢。福尔萨社会研究和统计分析有限责任公司在2019年夏天进行了一项民意调查，此次调查选择了具有代表性的2006名14岁以上的德国公民作为访问对象，调查问题是不同职业的威望，调查结果显示，老年护工位居第四，排在前三位的分别是消防员、医生和护士。令人震惊的是，一个社会声望如此高的职业，其现状却是在这个领域工作的人几乎都感到不满意。

当我们年老无法照顾自己时，正是国家的护工担起了这份责任。我们需要像那些花时间给我写邮件的人一样，具有强大动力和共情能力的专业人士。他们为自己的职业摇旗呐喊，尽管所处环境充满挑战，但他们每天都在不断努力，为护理院里的患者打造美好的生活。有一位护工写道："我们的老年同胞理应得到很好的照顾，我们应该留出足够的时间照顾他们。毕竟，当初正是这些人给了我们生命。"没有比这更中肯的说法了。我非常尊敬的汉斯·赛德尔基金会的前主席汉斯-彼得·尼德迈尔（Hans-Peter Niedermeier）教授在写给我的邮件中谈到了他的经历："护士和护工是当今现代社会的无翼天使。"

然而，护理院里也有不良现象，我们决不能对它们视而不见。我们必须讨论这个问题，并从政策和护理院层面找到改善情况的方法。我绝不会公开指责护理机构和护理人员，批评必须始终实事求是，我从来都不会一概而论。我只举例说明，当您被迫将家里的亲人交给专业人士照顾时，您可以注意一下这些情况。当我听说一个住在护理院里的患者不敢请护工帮她上厕所，因为负责照顾她的护工对她很粗暴时，我的心很痛。这位女士后来几乎不喝任何东西，避免经常求助。当我听说那些在搬进护理院之前还能用助步车很好地行走的患者变得越来越虚弱，渐渐失去了行走的能力，因为护理院里几乎没人让他们运动时，这让我很伤心。令人无法接受的是，当患者必须去医院时却没有人通知其家属，或者当有人问起时，护理院里没有人能够说出患者被送到了哪家医院。生活不能自理的人尿裤子后，一个多小时对他们不管不顾是不人道的行为。为了让患者适应护理院的生活，给他们使用镇静药物，麻木不仁地勉强维持其生命，是骇人听闻的事。需要喂食的人可能有吞咽障碍，只能慢慢进食，护工却只给他们喂不超过四五勺的食物，只因为这部分护理工作的时间已经正式结束了，这对我来说是难以想象的。患者脱水是因为没有人提醒他们喝水，谴责这种行为的家属只能听从护理院管理人员的话："如果你不喜欢这里，欢迎你去找另一家护理院。"这种话真是不堪入耳。

这样的例子不胜枚举，虽然只是个别情况，但还是说明了"打擦边球"的护理制度的不足，这种制度甚至不能保护最敬业的护理人员不犯错。如果家属抱怨，上述的许多情况会归咎于护理人员。他们拼命工作，已经到了痛苦的极限，还得被迫为明显存在的制度不足承担责任。

另外，也有一些好消息，有的患者搬进护理院后重新焕发生机，十分享受规律的集体生活和新环境。我记得我去乌尔姆附近的一家护理院的封闭病房看望一位患者，发现他在公共休息室里和一名护工跳舞。这位患者满面春风，休息室里其他的患者也笑呵呵地看着这两人跳舞。如果我们每个人都能加入某个社会机构，如果我们都能为某个团体出一份力，例如，我们愿意的话，可以帮忙做饭或者洗衣服，那么我们每个人在"新家"都会感觉更舒服，要知道，家是人类主动参与打造的一个地方。

助理护士、额外的护理人员和作为志愿者的日常生活伴侣，也是居住式护理机构中护理计划的重要组成部分。所有在那里工作的人都懂得如何以尊重的态度对待痴呆患者，直觉上认可他们是团体中健全的成员，这种态度可以帮助患者在护理院里成功过上有尊严的生活。例如，如果用认知障碍患者的母语或家乡方言与他们交谈，护工往往更容易接近他们，这是我在与祖母相处过程中的亲身体会。我总是用她浓重的北施瓦本方言和她交流，很快就感觉到与她建立了联系通道。连家装服务工程师都知道如何与护理院里的患者打交道，这对一个机构来说是多么幸运的一件事啊！我有一个好朋友，她是一名来自明斯特兰地区的伟大音乐家，她的父亲告诉我，他与生活在护理院里的患者说低地德语，加强了他们之间的信任。即使是已经处于痴呆晚期的患者，也会突然做出恰当的反应，参与到对话中。当家装工程师拿起手风琴，演奏出水手的歌曲时，所有的障碍都消失了：即使是患有严重痴呆的人也会和其他患者一起唱歌，沉浸在回忆中，体验一种团结友爱的归属感，这样的归属感有时会让我充满怀念。

总而言之，德国护理院的情况很难全面评估，取决于多种不同的因素。如果有必要入住护理院，您在做决定之前最好多花些时间仔细了解已有的护理机构。德国联邦家庭、老人、妇女与青年事务部通过其互联网门户网站"痴呆指南"为患者及其家属提供相关的信息和支持，非常全面。

坦白来说，大多数专业护理机构的工作被视作一种妥协：一方面，存在一些看似值得追求的东西；另一方面则是成本。痴呆友好型护理的最佳实施方式是患者与固定的护理人员以小团体的形式一起生活，但这不可能总是能够实现。对于护理院的选择，"痴呆指南"网站提供了有用的线索，作为家属，您可以留意一下。

- 护理院的环境是否没有压力，像家一样舒适？会不会让人觉得自己到了医院、酒店或日托托儿所？
- 象形图、路标和相应的配色是否能使空间定位更容易？
- 是否有舒适的房间供患者休息？
- 患者是否能得到尊重和关怀？诸如"我们的患者""养老院老人"或者"需要护理的患者"等说法都是不恰当的。
- 工作人员是否关注或回应电铃声？是否能观察到工作人员善意的小举动？
- 住在护理院里的患者看起来状态如何？
- 护理院里住着多少患者？他们对周围的环境感兴趣吗？还是看起来很冷漠？
- 患者的衣服是否干净？衣服不一定要合身，好的护理院会将个人决定权留给患者自己。
- 头脑糊涂的患者拥有多少自由？
- 为阿尔茨海默病和其他类型的痴呆患者提供了哪些特殊服务？是否考虑到了患者的个人喜好和生平经历？
- 医疗服务和护理服务是如何组织管控的？
- 家属可以全天探访患者吗？

- 护理人员是否被分配到固定的小组？护理人员在机构中已经工作了多长时间？

- 护理机构是否需要借用劳动力？

- 是否有为患者提供的个人和团体服务，使他们能够根据自己的能力进行一些相应的活动？

- 护理机构是否给您提供了好的建议？建议是否具体、有针对性？如果机构建议为您患有痴呆的家属提供双人间，在您的意料之外，不要感到慌张。有些人害怕孤独，住在双人间里会感觉更舒服。

- 护理院的负责人如何回答您关于有多少护理院患者患上褥疮的问题？背部和屁股上的皮肤溃烂表明患者运动不足，或长期以一种姿势躺卧。

- 患者们入住护理院的平均时长是多少？

- 护理院是否有临终关怀？大多数护理院患者是否在医院里死亡？

考虑以上所有要点，都需要对护理院进行深入调研，而这并不总是能够事先完成。可能您所在的地区能选择的护理机构有限，或者您根本没得选，因为不是每个机构都有空闲的入住名额。不管怎样，入住护理院之后，应该继续密切关注周围人的情况，您对那里的日常生活印象如何，这一点很重要。如果目前的居住条件令人不满意，换到另一家护理院又是一种巨大的挑战；如果患者没有得到很好的照顾，那么肯定要考虑换地方。

如果入住护理院不成功

德国居住式护理机构的痴呆患者，在入住护理机构时的平均年龄为80

岁，通俗点儿说，这个群体与年纪较轻的患者的需求有很大的不同。老年人喜欢集体活动、玩游戏、上手工课、做老年体操和类似的活动，因为他们觉得自己是某个集体的一分子，这个集体里聚集着拥有类似需求和兴趣以及来自相似社会环境的人，这样的集体让他们产生认同感和信任感。当家属很少陪伴在他们身边时，集体可以减轻他们的孤独感。

但是，年纪较轻的患者和有行为问题的患者是什么情况呢？他们融入不了这样的集体，无法适应，因为他们的身体更加敏捷、更加活跃，有更强烈的运动冲动，相比那些年长二三十岁的人，他们对其他话题和音乐风格更感兴趣。谁可能在做出不当行为时表现得不理智，违反社会公约，表现出精神运动性不安，在集体环境中漫不经心？谁在与他人共进午餐时不能静坐在位子上，还会从别人的盘子里拿东西吃？谁会梦游，似乎对情感刺激没有反应，不能面对护理机构的其他患者？对于护理院来说，这样的患者就成了一种巨大的挑战，因为他们占用了护理人员大量的宝贵时间。没有足够的时间就会给护理机构脆弱的护理架构造成压力。显然，在这种情况下，家庭护理也难以实现：许多患者需要24小时护理，但家属难以保证始终做到这一点；即使是专业的流动性服务也有其局限性，因为他们很少接触到罕见的痴呆和年轻的患者，既缺乏知识又缺乏经验。

年轻患者和/或表现出强烈行为障碍的痴呆患者往往无法成功入住传统的护理机构。在过去十年中，我碰到过许多家庭，他们向护理机构申请了无数次，次次遭拒，每次都是同样的原因：患者需要耗费大量人力资源，无法得到充分的照顾。即便患者成功入住护理机构，过不了多久合同也会终止，或无法续期。我认为，如果缺乏充分照顾具有棘手症状的患者的资源，那么拒绝入住申请是可以理解的，尽早将这一情况告知患者家属才是正确的做法。在我看来，问题在于应对上述情况的方式。家属们看到的是既定事实，而提供可供选择的解决方案则不在各个机构的责任范围之内。他们未与家属沟通、一起寻找替代方案，就直接送走患者。如果各个护理机构可以建立起信息互联，在某个患者的入住申请遭到拒绝时，可以立即指引其去往其他机构，那将是多么令人欣慰的一件事啊！可惜事与愿违，患者家属不得不继续依靠自己的力量寻找合适的护理机构，不断被拒绝，不断失望。

专为年轻痴呆患者服务的护理院少之又少，由于病例数量相对较少，即使扩大现有机构的护理范围，对大多数投资者来说似乎也无利可图。在精神病院，由于工作人员缺乏专业知识，年轻的痴呆患者经常得不到正确的治疗。我曾有过很多次这样的经历，当患者出现行为异常时，他们得到的不是治疗，而是管制。把患者关起来，密切关注其行为，也是常有的事，这样做美其名曰是为了他们自己的安全，也是为了保护他人。

每当不同的家庭向我讲述护理制度的局限性和相关经历时，我总是感到非常无助。我自己也是护理体系的一分子，只能手足无措地站在一旁，试图表达我的同情，认真倾听并默默忍受，但这样做就够了吗？承认消极的经历是悲剧性的，然后继续前进就够了吗？我不这么认为。即使护理院的虐待行为只是个别情况，也必须坚决彻查每一个案例。必须处理每一个对患者照顾不周和玩忽职守的事件。每个人，无论病情如何，都有权利有尊严地生活，这一权利是受德国宪法保护的。

"人之尊严不可侵犯，尊重及保护此项尊严为所有国家机关之义务。"——德国基本法第一章第一条我想和大家分享一个女人的故事，她的命运体现了护理制度的局限性，也阐明了人性和护理行业工作人员乐于助人的善意，她的故事令我印象深刻，绝对是一个特例。对我来说，把这个故事写下来很重要，这也是完善护理体系的一部分。

I.女士是一位充满爱心的妻子，也是两个小孩的母亲，她在四十多岁时患上了额颞痴呆。她的丈夫努力维系家庭，成为这个家的经济支柱和情感支柱，一边全职工作，一边安排妻子的治疗、护理和各种官方事务，与此同时，他还要面对慢慢失去自己伴侣的现实，I.女士的病情迅速发展，最后家庭护理已成为一项不可能完成的任务。患者年纪轻，有强烈的运动冲动，表现出语言障碍和吞咽障碍，这使得为她寻找一个合适的护理机构成为一种令人疲惫、苦不堪言的经历。I.女士只是一个需要一定照顾的患者，她时常走动，即使是在吃饭的时候也不能单独留下她一个人。饭菜总是要切成小块，一口一口地喂给她吃。如果让她自己吃饭，她会一下子把所有东西都塞进嘴里，这种"症状"在额颞痴呆患者身上很常见。她从来不攻击其他人。我觉得她一直是一个非常善于交际、富有同情心的人，只是看起来很腼腆。如果有人愿意花时间与她相处，并且尊重她，她很快就会信任这个人。原则上来说，她当然不是一个会对护理院提出过分要求的人。尽管如此，I.先生也不得不接受无数次被拒绝的事实，其中大部分拒绝没有任何官方理由或声明。

经过长时间的寻找，I.女士至少得到了短期护理，她的丈夫至今谈到这段经历都会非常感激。那里的护理人员无微不至，他的妻子得到了很好的照顾和关怀。起初I.女士还闹着要回家，但在家人的帮助下，她顺利地适应了新环境，这对所有人来说都是幸事。但不幸的是，在短期护理结束之后，他们无法续签合同。因此，她最终去了另一个机构，在那里定居。只可惜那里的情况与第一家护理机构完全没有可比性。

例如，I.女士既没有定期洗漱，也没有穿戴整齐，经常没有按时吃药，没有定时上厕所。她的丈夫很快就注意到了这一点，并试着与这家护理机构的负责人沟通，但他的担忧遭到了无视。吃饭的时候，一个护工要负责照顾太多无法自理的患者，所以有时候I.先生自己帮忙喂饭，以协助护工，护工努力给予患者们体贴的照顾，但她已完全处于超负荷工作状态。I.女士有一天悄悄离开了护理院，家属报了警，否则护理机构不会觉得自己应该承担什么责任。第二天，她在另一栋楼里被找到，她在那里迷了路，不小心把自己锁在了里面。她没能呼救，无法解救自己，被吓得半死，还受了伤。回到护理院，护工只是把她放到床上，甚至没有叫医生。她的丈夫不得不亲自把吓得一直哭的妻子送去医院。

经过协商，I.先生帮妻子换了一个护理院，但这家护理院的环境仍让他的妻子饱受痛苦，最后她被转回了曾接受短期护理的地方。她整个人立刻好了起来，在那里工作的护理人员的同情心和人情味终于使他的妻子再次愉悦起来。

可是I.女士在更换护理院几天后就去世了。由于当天有护理人员请病假，人手不足，I.女士吃早餐时没有人照看，于是她就把所有东西一次性塞进了嘴里，窒息而亡。I.女士当时才49岁。

这个例子清楚地揭示了居住式护理机构的糟糕状况，经历过这种痛苦的家庭需要大量的时间和力量重回生活的正轨。然而，现在的I.先生回想起以前在护理院里的日子，他仍然怀着极大的感激之情，他明白，护理人员并不应该承担责任，这一点他从未动摇过。那些曾经给予他妻子无微不至的照顾的人，让他和他的孩子们得以更好地面对妻子的重病。知道妻子得到了很好的照顾，是I.先生能够继续生活下去的基本前提。尽管如此，这段经历还是很沉重，这个家庭对德国护理体系的信任已经动摇了。I.女士的死亡是因为没有足够的护理人员照顾她的饮食，这是不可否认的事实。居住式护理的法规并没有给予在这个体系中生活的人充分保护。我非常希望居住式护理机构的人员短缺只是个绝对的例外。

一种老年人生活方式："痴呆合租公寓"项目

在家由家属照顾或搬进护理院——对我来说，这一直都是人至老年带病生活的唯二选择。然而，也有其他的生活形式，家属可以知道患者得到了很好的照顾，同时也可以积极参与，共同决策，这种生活形式就是"痴呆合租公寓"。这个项目的理念是让痴呆患者能够生活在一个类似自己家的环境中，形成一个居家集体，由家属安排他们的日常生活。

通常情况下，6~12个痴呆患者共同生活在一个大公寓里，由一支专业的流动护理服务团队照顾，享受全天候基础护理和疾病护理服务，并参加活动。公寓里的患者可以参与到日常事务中，根据他们的能力和喜好，帮忙做饭或洗衣服。相比普通护理院患者，公寓中的患者可以从事日常活动，因此往往能更长时间地维持自己的社会技能。家属或法定监护人也积极参与患者公寓生活的打造，他们成立家属委员会，定期碰面，讨论护理和组织方面的事项，代表公寓患者的利益，与护理服务团队和房东沟通，并作出决议。

合租公寓当然不会适合所有人，总会有人不喜欢共同打造的集体生活。此外，不是每个家属都愿意或能够深度参与进来，并定期为此花心思、花时间。只有那些能够接受这种生活形式的人，才有机会参与到目前已有的伟大项目里。

举个例子，位于巴伐利亚州魏尔海姆的"约瑟夫"痴呆集体公寓，被明确地宣传为一种具有前瞻性的进步之举，这也是对长期以来人们一直呼吁进行的护理结构变革的一种回应。10个人在这里共同生活，由健康护理中心照顾，家属也提供支持，负责组织日常生活，决定去哪里购物、如何设计花园、谁负责维修等。患者和家属们就像一个大家庭一样，大家一起欢度时光，举办活动、做饭、烤蛋糕、做园艺、制作手工艺品，主要目的是让那些患有痴呆的人拥有尽可能多的自决权和参与感，而不是像传统护理院那样强迫患者进入僵化的生活模式中。例如，在集体公寓里，患者早上不起床是完全被允许的事情，没有人因为必须要吃早餐而被吵醒。谁想上午11点起来吃早餐，谁就可以这样做。

患者可以与公寓管家一起做饭，管家会准备所有新鲜食材，让公寓热闹非凡。两名护理人员或护理助理会一直在场，和患者一起过着简单的公寓生活。即使到了晚上，也有人在那里照看患者。

这是一个伟大的项目，它让上了年纪的患者也有机会过集体生活，通过不断的刺激，肯定能对病情产生积极的影响。如果患者不想帮忙做饭和玩游戏，可以躺在角落里看电视，这也是很美妙的一件事。

无论选择走哪条路，无论哪条路有可能走得通——家庭护理或入住居住式护理机构，在痴呆末期，我们必须忍痛向我们心爱的患者告别，我们在患者还活着的时候就已经开始哀悼。痴呆意味着我们在患者去世前很早就开始逐渐失去他们，这种失去一个人的滋味对每个牵涉其中的人都是一种巨大的情感挑战。

第八章

不得不告别

当我告诉我的痴呆患者，他们有一天会死于痴呆时，大部分人都不可思议地睁大眼睛看着我。事实上，许多人并不知道痴呆会缩短寿命，这可能是由于很大一部分患者到高龄阶段才会患这个病。

到了疾病晚期，在严重痴呆的情况下，患者通常需要全方位的护理。患者的记忆受到严重损害，往往只剩下一些记忆的碎片。患者几乎不再开口说话，或是说一些难以理解的话，要么只有要求他们开口的时候，他们才会说话。他们不知道今天星期几，也不知道今天几号，往往在熟悉的环境中也会迷路。他们无法判断和评估情况，显得冷漠和麻木，有时也会激动，具有攻击性，或是害怕和消沉。他们不能对集体生活做出贡献，日常生活技能完全丧失。在个人卫生方面需要很多帮助，经常大小便失禁，即无法控制大小便排泄。有些患者卧床不起，吞咽障碍、肌肉和关节的日益僵硬使得患者的护理需求达到高峰。

在死亡前不久，患者普遍会变得虚弱、疲乏、食欲不振。当患者拒绝进食，不能或不愿自己服用液体时，这对家属来说可能是非常痛苦的事情。有时很难判断看到的情况是不是预示患者将要死亡。许多家属认为他们的亲人正在遭受饥饿或口渴的折磨，而呼吸急促和疼痛使这个阶段更加复杂，特别是在没有专业支持和援助的情况下。肺炎是最常见的死亡原因之一。严重痴呆的患者通常更容易感染传染病，吞咽障碍增加了唾液、液体以及食物进入气管，进而进入肺部的风险，肺炎因此产生。除了肺炎，痴呆患者的其他死因还包括尿路感染和器官衰竭。

作为家属，您不必独自陪伴严重痴呆的患者度过他们生命中最后的时光。姑息治疗和临终关怀可以让痴呆患者和他们的家属在剩下的时间里，在医疗、护理和社会心理措施的帮助下，有更高的生活质量。我们应该帮助患者预防痛苦并减轻痛苦。

姑息治疗

根据2013年对痴呆患者死亡环境的调查研究，最常见的死亡地点是患者自己的家（42.4%），其次是居住式护理机构（26.9%）和医院（26.2%）。根据家属们的说法，绝大多数痴呆患者都希望在家里去世。无论患者的心愿是什么，无论情况有多紧急，姑息治疗和临终关怀总是有用的，一支跨学科的团队会提供帮助，团队成员包括主治医生、护理人员、社会服务人员、理疗师和其他相关人员。必要时，除了一般的护理服务，还需要为患者提供特定的姑息治疗和临终关怀服务。这些服务包括，由一个能够提供高度专业化护理和医疗服务的多专业团队提供的专业流动性姑息治疗（SAPV），这种治疗方法必须由家庭医生开具处方并及时组织实施。临终关怀流动服务中心在志愿者的帮助下，为患者提供咨询和陪伴服务，援助家中、护理机构以及临终关怀医院里的重症濒死患者及其家属。临终关怀医院作为居住式护理机构，拥有自己的基础设施，使重病濒死患者能够在一个受保护的环境中得到陪伴。其工作重点是控制患者症状以及监测疼痛治疗，此外还有姑息治疗、社会心理服务和精神关怀。如果疼痛、恶心、呕吐等症状使患者需要就医接受治疗，患者可以入住医院的附属姑息治疗机构。符合条件的志愿者也可以参与进来，在家中、护理院和医院里为患者提供一些临终关怀。

姑息治疗和临终关怀的目的是将患者的幸福最大化，将症状的痛苦最小化，该权利甚至被写入了德国法律，所以您有权享受这些服务。姑息治疗不仅是一种临终关怀的手段，它其实很早就已经开始，最迟在严重痴呆的阶段就开始了。到了这个阶段，要么尽力维持患者能力的治疗方法已经失去作用，要么患者的病情已经发展到几乎没有任何可用的疗法了。患者真正死亡的时间因人而异，差别很大。许多患者在痴呆最严重的阶段能继续生存好几个月，有的甚至能存活好几年。

姑息治疗和陪伴尤为重要，因为家属可能会面临艰难的抉择。哪些医疗措施仍然适用，是否应该开始采用延长生命的疗法，如果是的话，这样的疗法有哪些？是否有预先医疗指示？如果有的话何时生效？如果患者患上肺炎，必须去医院吗？对于晚期痴呆患者来说，离开熟悉的环境可能是非常痛苦的。另外，医院的工作人员往往不能平等地对待严重痴呆的患者，如果患者变得激动不安，可能必须把他们固定在床上或给他们注射镇静剂，这与在患者生命末期最大程度提升其幸福感的姑息治疗理念相悖。在为急性生理疾病提供必要的医疗救助，和为患者的幸福提供姑息治疗之间取得平衡是一项困难的任务。最理想的情况是，在患者仍然能够表达自己的意愿时，就已经与他们讨论过最后要采取的治疗方法。

当生命行将结束，患者只能存活几周或几天时，有必要采取药物、护理和社会心理措施帮助他们尽可能地减轻痛苦。呼吸急促、便秘、疼痛、急性精神错乱、恐惧和不安是常见的症状。看到患者遭受痛苦，而患者却无法说出是不是感到痛，是哪里感到痛，这对家属而言也是一种折磨。有必要让医生和护士帮忙确定患者感到疼痛的原因，并尽可能以最佳方式进行治疗。

不知从什么时候开始，死亡就降临了。许多家属希望陪伴着他们的亲人，给他们一种安全感。每个人可以也必须由自己决定自己是否能够与亲人一起走完这条路。陪伴临终者的亲身体验使我变得更加坚强，也让我学会释然。

陪伴死亡

我从来不是一个有宗教信仰的人。尽管我在巴伐利亚的一个小村庄长大，这里的人每个星期天都会去教堂礼拜，而且我在修女开办的艺术高中上学，但我总是对任何与信仰有关的神秘事物保持距离。然而，当我陪着垂死的祖母和大约一年后她垂死的儿子——也就是我叔叔——走完最后一程时，一切都发生了变化。

如前所述，祖母摔倒后，患上了严重的痴呆，仅6个月后就死于并发症。她虽然接受了手术，但手术后一直昏迷不醒。为时已晚，死亡过程已经不可逆转地开始了。我们作为她的家属，甚至还没有接受她患上痴呆的事实，就已经面临着不得不和她告别的艰难任务。我父亲、我弟弟和我在医院的重症监护室床边陪伴了她两天，直到她咽下最后一口气。

在那两天里，世界对我来说仿佛静止了。当一个人在他的生命中第一次面对死亡时，一切显得是那么遥远。延续了78年的生命现在就要结束了，这是被工作、爱情和痛苦充斥的78年。我的祖母从未完成过任何伟大的事业，她对这个世界无足轻重；除了我们，她不会留下任何东西。这样已经足够了吗？还是说她的存在会像我的声音在这医院走廊里的回声一样消失不见，仿佛她从来没有存在过？当我们离开这个世界时，我们的生命又有多少价值呢？只要一想到祖母很快就会变成一段回忆，我就无法忍受。在她走之前，我从来没有想过死亡这个话题。死亡是难以捉摸的，也是残酷的，我无权对它有任何看法。在祖母走完人生的最后一段路时，我才意识到，死亡也属于我们，我们必须消除对它的恐惧，以了解它真正的含义。

祖母离开的时候，我真的想陪在她身边。我觉得作为家属，我有责任在那个时候陪着她，不让她一个人待着。我没有离开过她的身边。不知什么时候，一位护士跟我说，让我回家休息几个小时，她说现在还没到那个时候。但就在那时，当我离开祖母的房间，回家快速洗澡换衣服时，她去世了。我感到深深的愧疚，我没有在她咽下最后一口气时握住她的手。我觉得我辜负了她。

现在的我知道，不是每个人都想在亲人的陪伴下死去，有些人选择自己一个人离开。姑息治疗服务机构甚至建议，应该不时地给予临终者一些独处的时间，这样他们就有"权利"决定他们的告别应该是什么样子。我确信祖母也"下意识地"选择在我不在她身边的那个时候离开，这是她的作风，她一如既往地想保护我。

祖母的儿子，也就是我的叔叔则不同。叔叔是在祖母去世一年后去世的，他走的时候我也陪着他。和他在一起的时候，我强烈地感觉到他不想一个人孤独地死去。多年来，他一直患有严重的慢性疾病，祖母去世后，他的健康状况迅速恶化，直到有一天他不得不住院治疗。我很早就注意到他的状态并不好，几个星期基本没有吃东西，整个人显得非常冷漠、无精打采。医院的医生在判断预后时持审慎态度。叔叔的器官衰竭越来越严重，他的身体已经非常虚弱了。大约六个月前，他因为跌倒造成手腕骨折，还没有完全康复，他的骨头就是无法长在一起。医生承诺，如果叔叔的病情发生变化，会通知我，于是我回到了雷根斯堡，当时我还在那里上学。当时我真的以为我还能带叔叔回家，我没有意识到他的状况到底有多糟，也没有人告诉我。于是，就在某个周四下午，我在上课时，接到了市医院的电话，说我叔叔快不行了。我跑向我的车，以道路最高限速开车回去。我知道我至少需要2小时才能到达医院，但我必须尽快赶到那里，要不然一切都来不及了。不管怎样，我叔叔都不应该独自死去。

我悄悄地进入了他的病房。有人拉上了窗帘，房间暗了下来。谁会做这种事？如果叔叔能看到阳光透过窗户照射进来，那不是更令他愉快吗？病房里寂静得可怕，看到叔叔独自一人躺在病床上，我吓得目瞪口呆。我原来真的以为他们会派一个护士或者一个牧师过来，这样叔叔就不会在家属还没到场的时候孤身一人了。

我坐到他身旁，拉起他的手。我看到他眼中的恐惧，看到他对死亡的恐惧，这让我心碎。我不知道我这样坐了多久，为他哭了多久，和他一起哭了多久。我觉得他一直在等我，现在是时候说再见了。不知从什么时候开始，他呼吸之间的间隔变得更长了。我紧紧握住他冰冷苍白的手，看着他的眼睛，告诉他没关系，他可以放手了，祖母已经在等他了。他最后看了我一眼，吸了最后一口气，然后离开了。

我以"我从来不是一个有宗教信仰的人"这句话开启这一节，现在我要特意用这句话来开启下面的篇章。我从来不是一个有宗教信仰的人，然而在叔叔去世的那一刻，我的身体几乎真切地感受到叔叔的灵魂离开了他的躯体。我不由自主地打开窗户，让他的灵魂离开房间，获得自由。这听起来可能很深奥，但对我来说，这是一个非常重要的象征，可以说是告别的象征。无论一个人是否相信灵魂的存在，体验死亡的过程并不会让人感到害怕。虽然我充满了悲伤，但这一刻让我以一种全新的、美好的眼光看待这个世界和我们的生活。我现在坚信，灵魂不是创造出来的，它是真实存在的，我看到了灵魂。

这段经历让我了解到临终关怀的重要性。如果不愿意的话，任何人都不应该独自面对死亡。当然也有一些人想独自死去，正如祖母那样。有时我会觉得，这是临终者对其家属的最后关怀，让他们避免目睹死亡。但是，任何一个曾经看过临终者眼睛的人，知道临终者在恐惧中等待死亡的人，都不会就这么拉上窗帘转身离开。

悲痛始于死亡之前很长一段时间

我的家人们去世后，只剩我自己。我的情感有时是如此矛盾和折磨人，以至于任何处理这些情感的方法一开始都以失败收场。一方面，我为失去心爱的祖母而感到悲痛，她与我是如此亲近，我觉得自己没了根；另一方面，我松了一口气，因为她再也不用受苦了。她经常感到很绝望，因为痴呆，这个世界对她来说已经变得非常陌生。她在护理院里非常想家，无助地任由自己的情感摆布，甚至连她自己都无法解释清楚这些情感。就在我感到解脱的同时，我也感到非常内疚，我讨厌自己有这样的想法。每当我想到我在照顾祖母的过程中可能犯过什么错误时，我的内疚感就会更加强烈。我有多少次没有陪在她身边，只因为我想而且必须继续我的生活，包括我的学习。我一直对她足够体贴周到吗？她有没有被爱的感觉，还是她觉得被所有人抛弃了？我不知道该怎么回答这些问题，这些问题不会有答案，我注定要带着这些问题过一辈子。

说实话，这些问题不是在祖母去世后才在我心里生根发芽的，它们已经伴随我很久了，实际上从祖母确诊开始就一直在我心里。痴呆是一种分阶段的告别，悲伤的过程始于逐渐失去所爱之人，有时在他们去世之前就已经开始了。"预期性"悲伤是指一个人意识到即将有所失，但它还没有发生的现象。同其他类型的悲伤相比，与预期性悲伤相关的情感通常更加矛盾、更加不稳定，因为被悼念的人还活着。家属在亲近和疏远之间摇摆不定，有时会被各种矛盾的情感完全淹没。

如果一个人患有痴呆，他会在脑损伤日益严重的过程中逐渐失去对自己的认同。患者离这个世界越来越远，家属们必须学会放手，而患者仍然是他自己生命的一部分。妻子逐渐失去自己的丈夫，丈夫逐渐失去妻子，孩子逐渐失去父母，朋友逐渐失去同伴。人们必须放弃原有的关系结构，接受新的角色，并且任由孤独感蔓延。所有这些事情都可能伴随着深深的悲痛，伴随着愤怒、否定、身心痛苦、无助和沮丧。对于局外人来说，有时可能难以理解这种现象。丧亲者可能会觉得他们的感受得不到认同，而缺乏社会认同会导致他们越来越孤立。

家属是"准丧亲之人"，他们眼看着自己熟悉的那个人慢慢消失。然而，预期性悲伤并不是衡量患者真正去世后家属悲痛程度的尺度。亲人最终死亡的那一刻，不一定会更容易让人接受。祖母去世后，我的悲伤还和以前一样强烈，只是它们对我来说不再陌生，我不再被它们击垮，因为从祖母患病之初悲伤就一直伴随着我。对我来说，在经历持续几个月不断的担忧、照顾和悲痛之后，我的内心生出了一种消耗人的空虚感。我已精疲力竭，感到日常生活离我远去，日常生活与我祖母不公的命运并不相符。只有当我学会接受这种情况时，我的力量才会回来。

我明白，疾病是我们生活的一部分，死亡也是。我们无法影响死亡的状态，而痛苦是暂时的，我们能够用我们的爱和关怀陪伴患者度过困难时期，这是我们希望的来源。我无法改写祖母的命运，但我可以陪伴她。即使她最后不能再有意识地去感知，但我相信她总能感受到我对她的同情、关心和爱意。

第九章

生活在继续

距离祖母患上痴呆已经过去了十多年，而她的病是如何改变我的人生道路的呢？作为一名心理学家，如果没有这段经历，我可能会走上一条不同的路，也不会如此深入地研究痴呆。尽管这种严重的疾病给我的家庭带来了巨大的痛苦，但那段日子对我来说也是非常宝贵的，它对我产生了持久的影响，因为它让我更加关注那些上了年纪的患者，让我对患者家庭的需求和困难更加敏感。我失去了祖母，但我也找到了自己。每天我都充满感激，因为我在与痴呆患者及其家属相处的过程中找到了自己的使命。

因此，我希望您也能从您的经历中走出来，变得更加强大。无论您在什么时候读过这本书，您都能在与痴呆患者相处的日常生活中保持开放的心态，迎接无数微小的幸福时刻。痴呆对每一个与之接触的人来说都是一个巨大的挑战：对研究痴呆的科学家来说，对我们的医学、治疗和护理体系的专业人员来说，对患者的家人和朋友来说，当然也包括对患者本人来说都是如此。我们都在不断地学习，有时会达到自己的极限，经历充满希望和绝望的时刻。我的愿望是，我们能够越来越好地将痴呆融入我们的现实生活，而不会垂头丧气，因为在我们的社会中，患者过上有尊严的生活是能够实现的事。我们每个人都为这一点奠定了基础——通过彼此间的尊重和关爱。

致谢

这本书源于我作为痴呆患者家属的经历，也源于我在乌尔姆大学医院神经科担任神经心理学家与患者及其家属的无数次接触。因此，首先我想感谢我的所有患者和他们身边的人，我从这些人身上学到了很多东西！

感谢科泽尔出版社（Kösel-Verlag）的格哈德·普拉赫塔（Gerhard Plachta）和施米茨·默茨机构（Agentur Schmitz Merz）的托马斯·施米茨（Thomas Schmitz），感谢他们对我的信任和在整个写作过程中对我的支持。感谢我的同事马库斯·奥托（Markus Otto）教授、英戈·乌特纳（Ingo Uttner）教授、约利娜·隆巴尔迪（Jolina Lombardi）和妮古拉·莱姆勒（Nicola Lämmle）为本书所作的宝贵注释。非常感谢贝蒂娜·施瓦策尔（Bettina Schwarzer）、安德烈亚斯·富克斯（Andreas Fuchs）和赫尔穆特（Helmut）及苏珊·斯特劳布（Susanne Straub）的校对修正。感谢乌尔姆痴呆项目组（ProjektDEMENZ Ulm）［乌尔姆/山地-多瑙新教社会福利工作协会（Evangelischer Diakonie Verband Ulm/Alb-Donau）］的克里斯蒂娜·梅茨格（Christine Metzger）对痴呆咨询和护理这一话题的有益分享。感谢斯特凡·勒夫勒（Stefan Loeffler）为组织该书项目提供的大力支持。感谢康斯坦丁·韦克（Konstantin Wecker）对我感兴趣的痴呆问题表现出极大兴趣，感谢他对我写这本书的计划给予的尊重和鼓励，感谢他作为作家和音乐家给予我的所有支持。我将敬重珍惜这本书精彩的前言。感谢我亲爱的家人，

189

特别是我的丈夫，他一直在背后支持我，让我好几个月都能一直坐在书桌前写作。

感谢所有给我写过无数封信的乐迷、同事和朋友，愿意向我讲述自己有关痴呆的个人经历。你们的信任和坦诚让我深受感动。

最后，感谢你们，亲爱的读者们，感谢你们捧起这本书。我祝愿你们一切顺利！

术语表——重要概念一览表

乙酰胆碱（Acetylcholin）：人体中一种重要的神经递质。神经递质的作用是从一个神经细胞向另一个神经细胞传递、增强或调节刺激信号。当刺激信号到达所谓的突触部位，即一个神经细胞的末端时，神经细胞会短暂释放乙酰胆碱，从而刺激下一个神经细胞。在刺激信号得到传递后，被释放出来的乙酰胆碱必须尽快被分解，避免后面的神经细胞被持续激活。

乙酰胆碱酯酶抑制剂（Acetylcholinesterasehemmer）：一种阻碍被释放的乙酰胆碱分解的抑制剂，能够增加两个神经细胞之间的乙酰胆碱浓度。

肌萎缩性侧索硬化合并额颞痴呆（ALS+FTD）：运动神经元疾病肌萎缩性侧索硬化（ALS）和额颞痴呆（FTD）同时出现。大脑和脊髓中掌控运动系统的神经细胞日益受损，ALS由此产生，导致肌肉萎缩、肌肉无力和肌肉抽搐的症状日益严重。与此同时，ALS经常会伴随出现额颞痴呆，主要症状是行为异常和／或语言障碍。

阿尔茨海默病（Alzheimer-Erkrankung，AD）：就病例数量而言，阿尔茨海默病是最常见的进行性痴呆，它常常被大众误认为等同于"痴呆"。早期的阿尔茨海默病患者表现出记忆障碍、视觉空间障碍和命名障碍，与所有类型的进行性痴呆症一样，阿尔茨海默病患者随着病情发展在日常生活中会越来越感到无助。到目前为止，这种疾病仍然无法治愈。现在，人们对阿尔茨海默病（英文：Alzheimer disease）和阿尔茨海默病性痴呆（英文：Alzheimer dementia）进行了区分，前者是指患者尚未出现痴呆症状，但已在早期阶段确诊病症，后者是指患者已经表现出痴呆症状。

杏仁核（Amygdala）：大脑区域，作为边缘系统的一部分，在情绪评估、情况识别以及危险分析方面起着重要作用。最重要的是，恐惧感就是在这里产生的。

肌萎缩性侧索硬化（Amyotrophe Lateralsklerose，ALS）：大脑和脊髓中控制运动系统的神经细胞进行性疾病，它会导致肌肉萎缩、肌肉无力和肌肉抽搐加剧，患者的认知功能也会受到影响。到目前为止，这种疾病还无法治愈。

顺行性遗忘（Anterograde Amnesie）：发生脑损伤后，患者无法记住新信息，但脑损伤之前的事情仍然可以记住。

载脂蛋白E（Apolipoprotein E，ApoE）：一种自然存在于人体内的蛋白质，在人体的脂肪代谢中起着重要作用。载脂蛋白基因在人群中会出现不同的变体，变体"ApoE4"被视为阿尔茨海默病的遗传风险因素之一。

β–淀粉样蛋白斑块（Beta–Amyloid–Plaques）：是一种自然存在于人体内的蛋白质。在阿尔茨海默病患者体内，于神经细胞外沉积成块，无法被分解。在病情发展过程中，β–淀粉样蛋白沉积物与其他有毒物质共同导致神经细胞和突触的死亡。

成像结果（Bildgebungsbefund）：计算机断层扫描（CT）或磁共振成像（MRI）等诊断方法的结果，可以提供大脑的视觉图像。在其帮助下，专科医生可以观察到大脑的变化，如脑萎缩、中风或脑出血，进而得出诊断结论。

牛海绵状脑病（Bovine Spongiforme Enzephalopathie，BSE）：由病变的朊病毒蛋白引发的致命牛脑病，在英国主要通过在牛的精饲料中使用的具有传染性的肉骨粉传播。1992年，全球的感染病例数达到历史最高值，2000年11月，德国确认了第一例病例。现如今，与往年一样，德国再也没有发现新的BSE病例。

c9orf72基因（c9orf72-Gen）：某些疾病可由基因突变引起，而这种基因突变会遗传，所以疾病会在家族中聚集。肌萎缩性侧索硬化（ALS）和额颞痴呆（FTD）的遗传学病因之一是c9orf72基因突变。5%~10%的ALS病例源于遗传，而在这些遗传病例中，约有50%的病例是由这种基因突变引起的。

看护人压力（Caregiver burden）：照顾患者的家属所承受的压力。

计算机断层扫描（Computertomografie，CT）：基于X射线的技术检查方法，用于观察体内的器官和其他结构，常被用于疑似痴呆患者的检查，以获得大脑的断面图，发现可能存在的损伤。然而现在，MRI检查才是诊断痴呆的首选。

克-雅氏病（Creutzfeldt-Jakob-Erkrankung）：由病变的朊病毒蛋白引起的快速进行性痴呆，类似于BSE。

痴呆（Demenz）：多由病程缓慢的进行性大脑疾病所致的综合征，伴有多种高级皮层功能紊乱，涉及记忆、思维、定向、理解、计算、学习能力、语言和判断等多方面，患者意识清晰。认知障碍通常伴随情绪控制、社会行为和动机方面的变化，有时这些变化会更早出现。阿尔茨海默病、脑血管疾病和其他直接或间接与大脑相关的疾病患者，都可能罹患痴呆（《疾病和有关健康问题的国际统计分类》，ICD-10）。

路易体痴呆（Demenz mit Lewy-Körpern）：伴有认知障碍的进行性痴呆，对记忆力的影响不大，主要影响注意力和执行功能。最突出的症状是：患者一天中认知能力的波动明显，出现视幻觉以及帕金森病症状。

脑电图（EEG）：大脑活动产生的微弱电流可以被监测到。EEG是一种技术性检查方法，通过连接在头部的电极来测量这种电流活动。脑电波异常可能是大脑受损的迹象。

执行功能（Exekutive Funktionen）：所有的高级认知功能，能使人类做出灵活的、有意图的行为，执行功能包括行为规划、解决问题的能力、思维流畅性、注意力控制以及工作记忆功能。

虚弱（Frailty）：用于描述一个人脆弱性的老年病综合征术语，其促进性因素是体重减轻、主观感觉疲劳、身体虚弱、行走速度缓慢和身体活动减少。

额叶变异型阿尔茨海默病（Frontale Variante der Alzheimer-Demenz）：阿尔茨海默病伴有额外的行为异常、人格改变和执行功能障碍。

额叶（Frontallappen）：人格和行为控制的大本营，调控语言、思维、专注力、解决问题、提前计划等复杂智力活动，是调控已掌握的运动技能的中枢。

额颞痴呆（Frontotemporale Demenz，FTD）：主要影响大脑额叶和颞叶的进行性痴呆，伴有行为障碍和/或语言障碍，该病通常在65岁之前开始发病。

额颞叶变性（Frontotemporale Lobärdegeneration）：神经退行性疾病的疾病谱，包括额颞痴呆，也包括某些"非典型"帕金森病以及肌萎缩性侧索硬化合并额颞痴呆（ALS+FTD）。

谷氨酸（Glutamat）：人体中一种重要的神经递质。神经递质的作用是从一个神经细胞向另一个神经细胞传递、增强或调节刺激信号。当刺激信号到达所谓的突触部位，即一个神经细胞的末端时，会短暂释放谷氨酸，从而刺激下一个神经细胞。在刺激信号得到传递后，被释放出来的谷氨酸必须尽快被分解，避免后面的神经细胞被持续激活。

海马体（Hippocampus）：边缘系统的一部分，是在记忆过程中发挥重要作用的脑区，是短时记忆和长时记忆的控制中心。

脑萎缩（Hirnatrophie）：由神经细胞死亡引发的脑组织减少。

器质性大脑综合征（Hirnorganisches Psychosyndrom）：由大脑疾病、大脑损伤和大脑功能紊乱引起的人格障碍和行为障碍的总称。

人际距离／个人空间（Interpersonelle Distanz / Persönlicher Raum）：为了避免自己感到不舒服而必须与他人保持的距离，最初是社会心理学的一个术语。

认知（Kognition）：心理活动的统称，包括感知、注意、记忆、思维、问题解决、学习、语言。

科萨科夫综合征（Korsakow–Syndrom）：显著的记忆功能障碍，通常由常年过度饮酒引起。也可能由脑部感染或头部严重受伤导致。

边缘系统（Limbisches System）：控制情绪的核心脑区，同时也影响记忆力和动机，是调控人对于外部环境的情感和本能行为的区域。

腰椎穿刺（Liquorpunktion / Lumbalpunktion）：痴呆详细诊断过程中的常规检查，也是其他中枢神经系统疾病的重要诊疗方法。脑脊液在大脑和椎管之间循环，可从椎管中被抽出。

磁共振成像（Magnetresonanztomografie）：基于磁场的成像技术，用以检查人体结构，可用于疑似痴呆患者的诊断，显示大脑的断面图，发现可能存在的损伤。

神经退行性疾病（Neurodegenerative Hirnerkrankung）：以神经组织缓慢丧失为特征的疾病。

神经元可塑性（Neuronale Plastizität）：大脑使其结构和组织适应各种情境（学习环境）和生理条件（例如脑损伤后）的能力。

神经递质（Neurotransmitter）：大脑神经细胞之间传递信号的物质。

非流利变异型原发性进行性失语症（Nicht-flüssige Variante einer PPA）：主要与言语生成障碍一起出现的进行性语言障碍，是额颞叶变性疾病谱中额颞痴呆的亚型。

帕金森病（Parkinson-Erkrankung / Morbus Parkinson）：脑干中脑神经细胞的进行性疾病，这些神经细胞可产生神经递质多巴胺，对运动系统至关重要。多巴胺缺失导致运动减慢、肌肉僵硬、震颤以及平衡障碍，其他可能出现的症状包括抑郁症、睡眠障碍、嗅觉障碍和痴呆。

正电子发射断层显像（Positronen-Emissions-Tomografie，PET）：核医学成像技术，带有放射性标记的物质注入人体后，在体内聚积，随后可以显现出来，常用于疑似痴呆患者的诊断，可显示大脑的断面图，发现可能的脑损伤。

前额皮层（Präfrontaler Kortex）：直接位于人体额头后面的脑区，是人格和行为控制的大本营。该区域损伤会导致患者无视社会准则、情绪淡漠、思维不灵活。

原发性进行性失语症（Primär Progrediente Aphasie）：表现为语言障

碍的进行性痴呆，是额颞叶变性疾病谱中额颞痴呆的亚型。

朊粒蛋白（Prion-Protein）： 朊粒蛋白是一种自然存在于人体内的蛋白质。由于蛋白质的折叠方式发生改变，因而产生毒性，引发病情快速发展的进行性痴呆（如牛海绵状脑病、人类的克-雅氏病）。

语义变异型原发性进行性失语症（Semantische Variante einer PPA）： 进行性语言障碍，主要表现为对意义认知的丧失，是额颞叶变性疾病谱中额颞痴呆的亚型。

Tau蛋白神经原纤维缠结（Tau-Fibrillen）： Tau蛋白是一种自然存在于人体内的蛋白质。在阿尔茨海默病患者体内，Tau蛋白在神经细胞内聚集形成神经原纤维缠结，无法再被分解。在病情发展过程中，Tau蛋白神经原纤维缠结与其他有毒物质共同导致神经细胞和突触的死亡。

血管性痴呆（Vaskuläre Demenz）： 包括所有基于脑血管疾病的痴呆综合征。

韦尼克脑病（Wernicke-Enzephalopathie）： 一种由维生素B_1缺乏引起的脑部疾病，患者表现出记忆丧失、精神不安、行走和站立不稳以及眼球运动障碍。

韦尼克-科萨科夫综合征（Wernicke-Korsakow Syndrom）： 韦尼克脑病和科萨科夫综合征的结合体。

二次文献

[1] BOSS P. Da und doch so fern. Vom liebevollen Umgang mit Demenzkranken[M]. Zürich: Rüffer & Rub, 2014.

[2] GEIGER A. Der alte König in seinem Exil[M]. München: Carl Hanser, 2011.

[3] JESSEN F. Handbuch Alzheimer–Krankheit. Grundlagen–Diagnostik Therapie–Versorgung–Prävention[M]. Berlin/Boston: Walter de Gruyter, 2018.

[4] KURZ A, et al. Demenz. Das Wichtigste. Ein kompakter Ratgeber[M]. 8. Aufl. Berlin: Deutsche Alzheimer Gesellschaft e.V., 2019.

[5] LANGE E. Demenz. Gelassen betreuen und pflegen[M]. München: Gräfe und Unzer, 2017.

[6] MATTER C, FRETER H–J. Leben mit Demenzerkrankten. Hilfen für schwierige Verhaltensweisen und Situationen im Alltag[M]. 11. Aufl. Berlin: Deutsche Alzheimer Gesellschaft e.V., 2019.

[7] PROSKE M. Der Demenz Knigge. Ein praktisches Nachschlagewerk für den Umgang mit Demenzerkrankten[M]. 2. Aufl. Frankfurt am Main: corporate minds, 2019.

[8] SCHÖNHOF B, RUPPIN S. Ratgeber in rechtlichen und finanziellen Fragen für Angehörige von Menschen mit Demenz, ehrenamtliche und professionelle Helfer[M]. 10th ed. Berlin: Deutsche Alzheimer Gesellschaft e.V., 2019.

[9] ZOUTEWELLE–MORRIS S. Wenn es Schokolade regnet. 99 kreative Ideen für die Arbeit mit Menschen mit Demenz[M]. Göttingen: Hogrefe, 2013.